頭痛外来
ガイド

エキスパート解説＆専門医も驚くトリビア

便利なセルフチェック付

丹羽 潔 | にわファミリークリニック院長
東京頭痛クリニック理事長

武藤 芳照 | 東京大学名誉教授
東京健康リハビリテーション総合研究所代表理事／所長

株式会社 新興医学出版社

Handbook of Headache Clinic

Expert commentaries & trivia that surprises even medical specialists

— Useful self-evaluation included —

Kiyoshi Niwa

Yoshiteru Muto

©First edition, 2022 published by

SHINKOH IGAKU SHUPPANSHA CO. LTD., TOKYO.

Printed & bound in Japan

はじめに

「頭が痛い」と何か脳の病気ではないか？　と心配になると思いますが，実は，頭痛の95％以上が脳の病気ではないのです。脳の血管や脳を包んでいる膜が原因となることが大半で，眼や鼻の病気，顔，首や肩の筋肉のコリでも頭痛は起きます。

歴史を探れば，頭痛持ちは時として大予言者であり，神として崇められたような時代も存在しました。何せ天気の変化だけではなく，地震さえ予知できる人もいるのですから，特殊能力の持ち主なのです。もしかしたら，超能力者や予言者はみな片頭痛持ちだったのかもしれません。

最も新しい2018年の国際頭痛分類第3版（International Classification of Headache Disorders, 3rd edition：ICHD-3）[1]では少なくとも367種類の頭痛があることが分かっていますが，緊張型頭痛と片頭痛，群発頭痛で95％を占めます。日本では皆さんがよくご存知のくも膜下出血は年間3～4万人ですが，一方，緊張型頭痛は3,000万人，片頭痛が1,000万人，三大頭痛で一番少ない群発頭痛でさえ20～50万人と言われています。頭痛は何と生後2ヵ月から起こり[2]，鬼籍に入るまで生涯を通して起こる，まさしく「ゆりかごから墓場まで」を代表する病気なのです。

では,「頭痛」という言葉はいつ生まれたのでしょうか？　驚くことに「頭痛」は文字の誕生した約5000年前にすでに記載がされているほど，古典的でよくみられる病気なのです。現代医学の元祖であるヒポクラテス（紀元前460～377年頃）の書にも「患者には光が見えてくる。それが終わる頃に同側のこめかみに激しい痛みが出現し，頭全体そして首のつけねに拡がっていく。嘔吐すると痛みは和らいでいく」という「前兆のある片頭痛」の記載があります。その後3000年もの間，頭痛治療は魔術・祈祷が主役でしたが，ヒポクラテスの時代には，すでに柳には解熱鎮痛作用があることが知られており，それが1897年になって，やっと柳の有効成分のサリシンからアセチルサリチル酸が合成されアスピリンと名前がつけられたのです。

これだけ古くから認識され，多くの人々を悩ませてきた頭痛なのに，治療に関しては，5000 年前のヒポクラテスの治療が今もなお使われており，進歩に乏しいのも現実です。

慢性頭痛が死をきたすほどの病気ではないからでしょうか？　2019 年の国際頭痛学会での報告では，慢性頭痛のために，いつもの実力を発揮できずに生じた約 1,200 万人の経済損失は，日本だけで何と年間 2,400 億円と推測[3]されていました。片頭痛発作時の日常生活支障度は，四肢麻痺や進行した認知症に匹敵する[4]からなのです。

たかが頭痛，されど頭痛なんです。

2021 年 5 月

丹羽　潔

文　献

1）Headache classification committee of the international headache society（IHS）.：The International Classification of Headache Disorders, 3rd edition. Cephalalgia：38（1）, p1-211, 2018
2）Gelfand AA, Thomas KC, Goadsby PJ.：Before the headache：infant colic as an early life expression of migraine. Neurology：79（13）, p1392-1396, 2012
3）Shimizu T, Sakai F, Miyake J, et al.：Disability, quality of life, productivity impairment and employer costs of migraine in the workplace. J Headache Pain：22, p29, 2021
4）Menken M, Munsat TL, Toole JF.：The global burden of disease study：implications for neurology. Arch Neurol：57（3）, p418-420, 2000

Contents

PART 1　頭痛クリニック

Chapter 1　現代人の頭痛

Chapter 2　頭痛の中の頭痛

Chapter 3　危険な頭痛

PART 1

頭痛クリニック

Chapter 1

現代人の頭痛

丹羽　潔

1. コロナストレス頭痛

新型コロナウイルス感染症（COVID-19，以下コロナ）拡大によって社会不安が増している今，ストレスを感じることが増えていませんか？

筑波大学が行った「新型コロナウイルス感染症に関わるメンタルヘルス全国調査」[1)]によれば，「感染拡大でストレスを感じた」と回答した人は，実に８割以上にのぼることが明らかになりました。ストレスが頭痛の大きな原因の１つになることはよく知られていますが，今や多くの人が「コロナストレス頭痛」を抱えやすい状況にあると言えるでしょう。

「コロナストレス頭痛」の原因と対処法を知って，まだまだ続くこの状況をうまく乗り切っていきましょう。実際，新型コロナウイルスの感染拡大によって，診療の現場では「コロナによるストレスで頭痛が悪化した」という人が増えています。

その原因は，感染への恐怖から，緊急事態宣言以降に増えたテレワーク中の家族とのいざこざなど十人十色です。

❶ 感染への見えない恐怖が片頭痛をもたらす

人間の恐怖心は，主に神経伝達物質の１つで別名「幸せホルモン」と呼ばれる「セロトニン（5-HT）」がコントロールしています。セロトニンは $5\text{-}HT_1$ から $5\text{-}HT_7$ の７種類のサブファミリーからなり，14 個のサブタイプがあり，不安や恐怖心に関わる型，頭痛に関与する型，他にも摂食や吐き気に関わる型などがあります。

この中の１つ「$5\text{-}HT_2$」という型は，頭痛と恐怖心の両方に関わります。

そのため,「新型コロナウイルスにかかったらどうしよう……？」「ここにも,あそこにもウイルスが付着しているかも……？」と常に不安や恐怖にさいなまれていると，セロトニンが消費されて不足してしまい，結果的に片頭痛が引き起こされてしまうのです。人によって恐怖心の度合いは異なります。感染対策を決して侮ってはいけませんが，過剰な恐怖心に翻弄され過ぎてしまうのも頭痛のもとです。冷静に正確な情報を選び取り，「正しく怖がる」ことを心に留めておきましょう。

❷ 家族のテレワークで片頭痛が悪化

コロナ禍で増えたテレワーク。家事育児の負担に加えて，夫がいつも家にいることで自分のペースが乱されてイライラするという女性も少なくありません。夫婦ともにテレワークの場合も，仕事とプライベートが侵食しあうことでギスギスした雰囲気に……。こうしたストレスから些細なことで家族との口喧嘩が増え，片頭痛を抱えてしまう人もいます。これは「愛情ホルモンであるオキシトシン」や「セロトニン」が急速に減少してしまい，片頭痛を引き起こしやすくなるのです。

家族と四六時中一緒では,どんなに仲が良くても息が詰まってしまうもの。自分一人になれる時間や空間（スペース）を意識して確保することが大切です。

❸「コロナごもり」と買い物スタイルの変化で緊張型頭痛に

家にこもりがちで体を動かすことが減り，筋力が低下していませんか？首から肩にかけての筋力が弱くなると，少ない筋力で頭や腕を支えることになり，首から肩甲骨周りが緊張状態となって血行不良になります。それが首コリや肩コリを引き起こし，緊張型頭痛につながってしまうのです。

さらにコロナ禍で買い物のスタイルも変化しました。スーパーマーケットに行く回数を減らすために，1回の買い物量が多くなってはいませんか？重い荷物を持つことで腕や肩，首のコリが進むと，緊張型頭痛が起きやすくなってしまいます。

自宅にいてもできるストレッチや筋力トレーニングを取り入れて，体が硬くなることや筋力の低下を防ぐことから始めましょう。

❹「愚痴が言えない」ことで片頭痛になる⁉

気のおけない友人とお茶をすることもできず,ストレスを抱えていても「グチる（愚痴を言う）」ことさえできない日々……。実は，グチるという行為は，猿などに代表される「グルーミング（毛づくろい）」の行動と似ており，このグルーミング的行動・言動は，セロトニンを増やすことが証明されています[2)]。セロトニンの減少は片頭痛を引き起こすので，愚痴を言うことも実は立派な片頭痛対策なのです。「リモートお茶会・飲み会」など，オンラインを上手に使いながら，愚痴を言い合える機会を作ることも大切です。

❺ 急激なストレスからの解放にはご用心

感染に注意しながらではありますが，徐々に旅行や食事に行く機会，イベントなどの楽しい機会も増えてきています。しかし，ここで注意したいのが急激なストレスからの解放です。気持ちはとても楽しいはずなのに，急なストレスからの解放が脳への刺激となり，片頭痛の原因になってしまうこともあるのです。コロナストレスからの解放は，自分のペースで，ゆっくりと，を心がけましょう。

❻ なかなか抜けないストレス頭痛は「コロナうつ」かも

心が鬱々とした状態は，片頭痛を悪化させる大きな要因になります。頭痛が続き，休んでもストレスが溜まる一方で，疲れも抜けないという状態が続いているなら，それはもしかしたら「コロナうつ」かもしれません。早めに専門医に相談することも大切です。長期化するコロナへの対応で，どうしてもストレスが溜まってしまいがちな今，上手に「コロナストレス頭痛」を回避していきましょう。

2. マスク頭痛

新型コロナウイルスの感染拡大予防のために，毎日着用するのが当たり前となった「マスク」。実は今，マスクによって引き起こされる頭痛に悩まされる人が増えています。「最近，原因はよく分からないけれど頭痛がして……」という人は，もしかしたら「マスク頭痛」かもしれません！

マスク頭痛を引き起こす３つの原因を知って，しっかりと対策をしていきましょう。

❶ 暑い時期のマスク内はまるでサウナ！「熱中症状態」で頭痛に！

マスクを着用していると，体温が36.0℃だったとしても，マスクの内側は40.0℃以上に簡単に上がってしまいます。長時間着けっぱなしのマスクの内側は，まさにサウナ状態。熱い空気は息苦しいので，人は自然に深呼吸をするようになります。深呼吸は横隔膜や肋間筋などの大きな筋肉を動かすので，体が熱を生み出し呼気温も上昇します。呼気温が上がると，脳に近い口腔周囲の血流量が増え，頭蓋内血管が拡張して片頭痛につながってしまうのです。さらに，マスクを着けたままジョギングなどの運動をすると，体温や呼気温が通常以上に上昇します。そのうえ呼吸の頻度が増える割には換気がうまく行われなくなり，より頭痛が起きやすくなるので注意しましょう。

❷「マスク熱中症」による頭痛にも要注意！

暑い時期に気をつけたいのが熱中症による頭痛です。マスクの着用で体の負担が増すと，熱中症のリスクは高まります。熱中症で頭痛が起きるのはⅡ度（中等度）以上，片頭痛に似た「ズッキンズッキン」とする頭痛が多くみられます。

熱中症を予防するためには「のどが渇いた」と感じる前に水分補給をするのが鉄則です。脳が「のどが渇いた」と感じた時には，すでに血管の中が脱水の傾向にあります。いわゆるドロドロ血，ネバネバ血になってはじめて，人は「のどが渇いた」と感じます。それでは「時すでに遅し」なのです。

❸マスクによる「二酸化炭素過多状態」が片頭痛を引き起こす！

マスクを着用していると，自分が吐いた息をまたすぐに吸うことになります。すると結果的に二酸化炭素を多く含んだ空気を吸うことになり，脳が二酸化炭素過多の状態になってしまいます。頭蓋の内側には，脳に酸素と栄養を供給するための血管が張り巡らされていて，絶えず脳に血液を送っていますが，二酸化炭素は頭蓋内血管を最も強く拡張させる化学的因子で，この拡張が片頭痛を引き起こしてしまうのです。外気を遮断できる性能の良いマスクほど，二酸化炭素が豊富で酸素が少ない空気を吸うことになるので，血管が拡張し片頭痛が起こりやすくなります。

❹耳かけによる「首のコリ」が緊張型頭痛の原因に！

マスクをしている間は，耳かけのゴムで両耳が固定されています。すると，徐々に側頭筋に負荷がかかり，さらに咬筋にも負担が及び，最終的には乳様突起にくっついた胸鎖乳突筋に強い負担がかかるようになります（図 1）。そのうえ，マスクをしていることで表情を気にしなくなり，表情筋も使わなくなりがちになります。

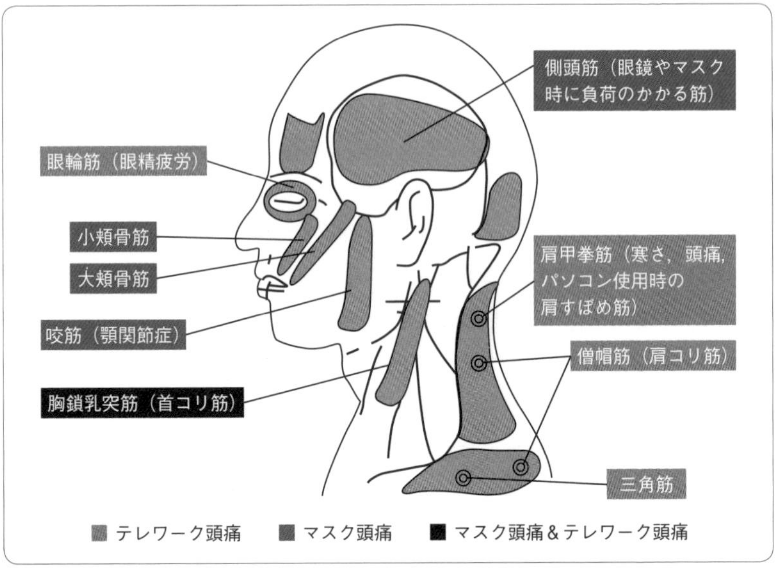

図1　マスク頭痛＆テレワーク頭痛と関連する筋肉

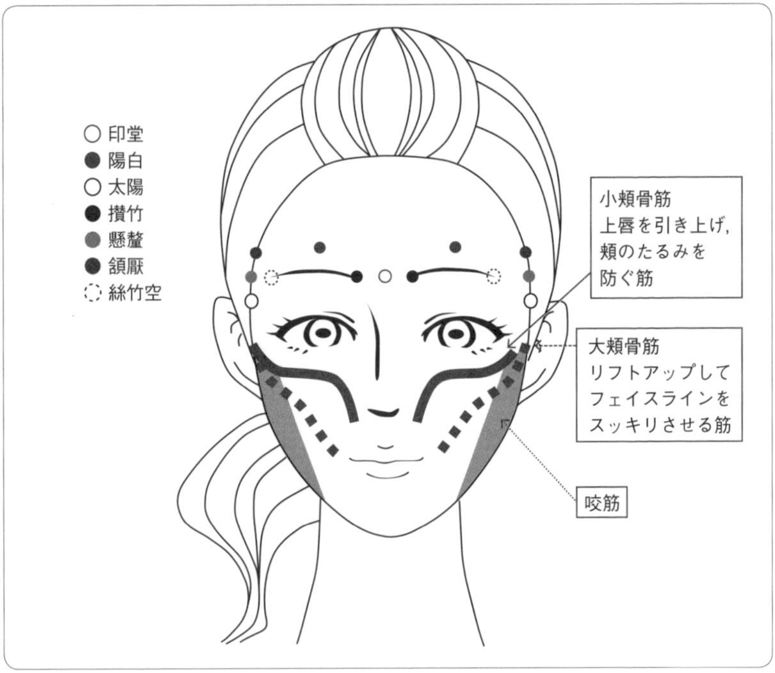

図2　マスク頭痛と関連する顔の筋肉と頭痛時に有効なツボ

JCOPY 88002-913

表情筋の中でも最もコリやすいのが，大頬骨筋と小頬骨筋という頬骨の下にくっついている筋肉（**図 2**）です。マスクを数時間するだけで頬骨の下に沿ってこめかみ付近まで押すと強い痛みを感じます。これら表情筋を使わないことによるコリも，胸鎖乳突筋の負担になります。

こうして，いわゆる「ストレートネック（スマホ首）」と同様の強い首コリが引き起こされてしまい，それが原因で緊張型頭痛が起きてしまうのです。ちなみに当たり前のように言われている「スマホ首」とは，スマホを見続ける姿勢，つまりは極度に首を前屈した状態を維持することにより，むち打ち（頸椎捻挫）を経験したことがないのにストレートネックになってしまった状態を指します。

❺「マスク頭痛」を防ぐにはどうしたらいいの？

コロナ禍ではマスクを着けないで出かけることは難しいですが，人との距離を十分に保てて，なおかつ感染の心配のない場所では，1 時間に 1 分でもよいのでマスクを外すようにしましょう。口腔周囲温度が低下し，体内の二酸化炭素濃度も急減します。

また，屋外では日傘をさすのもよい対策です。直射日光を浴びないので頭部や顔面の温度も比較的上がりにくく，周囲の人と日傘がぶつからないように距離を取って歩くので，自然とソーシャル・ディスタンスが保ちやすくなり，マスクを外すタイミングも増やすことができます。

熱中症予防には，マスクに冷却スプレーを塗ったり，屋内では空調を通常の設定温度よりもやや低めにしたりして，体温の上昇を防ぐことも大切です。マスクと上手に付き合いながら，「マスク頭痛」を防いでいきましょう。

また，**図 2** に示したツボを押すことでマスク頭痛を改善することもできます。頭痛のツボについては chapter6 で説明しますので読んでみて下さい。

3. テレワーク頭痛

新型コロナウイルスの感染拡大をきっかけに，テレワークを導入する企業が急増しました。そんな中，今増えているのが「テレワーク頭痛」です。オフィスのように仕事に適した環境が整っていない自宅などでの作業が，体の負担となって頭痛を悪化させてしまうことがあるのです。

with コロナ，after コロナ時代の働き方として，テレワークの流れはますます拡大していくことでしょう。「テレワーク頭痛」の3つの原因を知って，しっかりと対策していきましょう！

❶ リビング・ダイニングでの仕事，その不良姿勢が頭痛を招く！

在宅勤務の場合，専用のデスクがないという人は多いでしょう。「新型コロナ禍を受けたテレワーク×住まいの意識・実態」調査[3)]では，テレワークをする場所として「リビングやダイニングテーブル」をあげた人は55%で，最も多いという結果になりました。

ダイニングテーブルといすは食事をするのに最適な高さに作られており，ノートパソコンを使うにはテーブルが低く，いすが高い場合が多く，猫背の姿勢になりがちです。猫背の姿勢は首に大きな負荷がかかり，首コリからいわゆる「ストレートネック（スマホ首）」を引き起こします。それが緊張型頭痛の原因となるのです。また，後頭神経痛にも注意が必要です。ストレートネックは緊張型頭痛だけではなく，片頭痛持ちの人の80%以上に認められます。片頭痛の発作が起きると，痛みのせいで首や肩が強ばり，その結果，緊張型頭痛も悪化してしまって，「片頭痛と緊張型頭痛の負のスパイラル」に陥ってしまうこともあるのです。

ダイニングテーブルでパソコンを使う際は，パソコンスタンドなどの補助グッズも活用して高さを調整し，前傾姿勢にならない位置で使うようにしましょう。他にも，リビングの床やソファで「あぐら」をかいてパソコンを使うことはありませんか？　実はこれもNG！　あぐらの姿勢も首の負担になるので注意しましょう。あぐらをかくと，骨盤が後ろに傾き猫背になりやすくなります。その結果，首の位置が悪くなり負担になります。もちろん，骨盤を立てた座禅の姿勢は逆に良いのですが，これではパソコンは使えません。

仕事の合間に行いたいのが，首の筋肉のケアです。首コリにはたくさんの筋肉が関係していますが，なかでも「胸鎖乳突筋」をほぐすと首コリが楽になります(図1)。美顔ローラーなどを使ってコロコロとマッサージするのも，簡単にできておすすめです。

❷ パソコンのブルーライトやヘッドセットなど，IT機器が頭痛に影響大！

パソコンやタブレット，スマートフォンからは「ブルーライト」が出ています。ブルーライトは波長が380～500nmの青色光で，可視光線の中で最も波長が短く，紫外線に近い強いエネルギーを持っており，目の奥の網膜にまで到達します。網膜にある「メラノプシン」という光受容体は青い光の刺激に強く反応するため，ブルーライトの体への悪影響が問題になっているのです。

中でも片頭痛は，青色や赤色の光の刺激によって悪化することが分かっており，片頭痛の人にとってブルーライトは特に悪影響を与えます[4)]。さらに，パソコンを見続けることによって起きる眼精疲労は，緊張型頭痛や非回転性めまいも悪化させます[5)]。このめまいを堪えようとしてさらに緊張型頭痛は悪化します。Web 会議で使う機会が増えているヘッドセットやイヤホンも，頭の周囲に余計な物が固定されている状態となり，緊張型頭痛を悪化させる原因になります。テレワークでは，パソコンやヘッドセット，イヤホンなどを使わざるを得ないことも多いですが，できるだけ長時間の連続使用は避け，ブルーライトをカットする眼鏡を活用するなど，頭痛になりにくい工夫をしましょう。

厚生労働省は，VDT 作業（パソコンなどのディスプレイを使った作業）の連続時間は 1 時間を超えないようにし，次の作業との間に 10 ～ 15 分の休止時間を入れることを推奨しています[6)]。

❸ オン・オフの切り替えができないことで，片頭痛が悪化！

テレワークでは通勤時間がない分，起床が遅くなったり，ついつい仕事をし過ぎて就寝も遅くなったり，オンとオフの切り替えが難しくなりがちです。

しかし，片頭痛の人にとって 1 日の生活リズムを一定にすることは頭痛をコントロールする上でとても大切で，特に睡眠が重要です。睡眠ホルモンであるメラトニンは，朝日を浴びるとセロトニンに変わります[2)]。しかし生活リズムが狂ってしまうとセロトニンが足りなくなり，片頭痛は一気に悪化してしまうのです。片頭痛の人がテレワーク頭痛にならないためには，通勤する時と同じ時間に起床し，決まった時間にお昼ごはんを食べ，決まった時間内に仕事を終えて，その後はプライベートタイムにするなど，意識して一定のリズムを作っていくことが大切です。テレワーク頭痛の 3 つの原因を防いで，快適なテレワークをしていきましょう！

4. 子どもの頭痛

子どもの片頭痛は腹痛なのです。何を言っているのか？　と思われるでしょう。子どもの頭痛の多くは片頭痛で，次いで緊張型頭痛，起立性調節障害（いわゆる「脳貧血」の強いもの）に伴う頭痛などがあげられます。

特に子どもの片頭痛は生後2ヵ月から起こります[7)]が，「痛い」と言い始めるのは2～3歳で，頭痛が顕在化するのは6歳頃からなので，それまでは「頭ではなく，お腹が痛く」なります。

片頭痛持ちのお母さんの多くは，自分のお子さんが保育園や幼稚園児の頃，「ママ，お腹が痛い」と言われて小児科で腸炎の薬などをもらい，帰宅すると急にお子さんは元気になり「ママ，お腹空いた！」と言われた経験があるはずです。大人の片頭痛と異なり，子どもの場合，自家中毒のように周期的に吐いてしまったり（周期性嘔吐症），頭は痛くならずお腹が痛くなる腹部型片頭痛というパターンが圧倒的に多いのです。

起立性調節障害に伴う頭痛は，学校の朝礼で，ずっと立っていられなく倒れてしまう子どもを目にしたことがあるしょう？　まさにそれです。子どもの片頭痛は勘違いされがちで，熱もないのに保健室で寝ていると，学校の先生にも十分には理解されていないのが現状です。朝から痛くなったり，平日だけ痛くなったりと，集中力も低下するため，登校困難になったり担任の先生から落ち着きがないなどと勘違いをされてしまうことも多々あります。

大人になるにつれて段々と腹痛や嘔吐が減り，頭痛が増えてくるという経過を辿りますが，お子さんが学校で嫌な思いをしないためにも，お子さんが頭痛をお持ちでしたら，ぜひ，担任の先生に一度相談をしてみて下さい。

子どもの片頭痛は大人とは似て非なるものです（**表1**）。頭痛専門医は国際頭痛分類第3版（International Classification of Headache Disorders：ICHD-3）に則って，片頭痛の診断を行います。

この診断基準には，頭痛発作持続時間が4～72時間，片側性・拍動性・中等度～重度の頭痛・歩行や階段昇降などの日常動作で頭痛が増悪のうち2つ，頭痛発作中の吐き気か嘔吐・光過敏と音過敏のうち1つを認めるものとされています。

2017年のイタリアの頭痛センター研究チームからの報告[8)]では，6歳未満の頭痛持ちの患者368名を調査した結果，70%以上のお子さんは頭痛の持続時間が60分未満，何と30%は10分以下という結果でした。これは大人と比べると，かなり短い持続時間となります。大人では女性に多い片頭痛で

表1 子どもの片頭痛の特徴

① 朝や，平日に起こりやすいため登校困難の原因となる
② 両側の前頭部に起こりやすい（大人は片側側頭部）
③ 突然かつ短時間（1～72 時間，イタリアの報告[8] のみならず，実際には 5～15 分で頭痛が消失するケースも多い）で回復する
④ 前兆（前触れ）がない
⑤ 群発的に発生する（一度発症すると毎日繰り返す傾向にある）
⑥ ズキズキしない，非拍動性の傾向が強い
⑦ 顔面蒼白，吐き気・嘔吐，腹痛を伴いやすい
⑧ 車酔いしやすい
⑨ 遺伝性が明確（50%以上），発症頻度は男女同数である
⑩ 運動後に起こりやすい

（Torriero R, Capuano A, Mariani R, et al.：Diagnosis of primary headache in children younger than 6 years：A clinical challenge. Cephalalgia：37（10），p947-954, 2017[8]を参考に作成）

すが，子どもの場合は男女差はなく，男の子も女の子も同程度に片頭痛が起きていました。

頭痛持ちのお子さんの約半数は光過敏や音過敏があり，吐き気も 25%位に認め，光過敏や音過敏があるお子さんはズッキンズッキンの頭痛，つまりは片頭痛でした。

驚くことに，全体の約 25%のお子さんが緊張型頭痛（コリ頭痛）で，光過敏や音過敏，吐き気がなく，痛みのタイプは重く圧迫されるというものでした。小さな子どもだから肩・首コリなんてあるはずがない……とか，片頭痛のお母さんは自分の症状と違うから片頭痛じゃない……と決めつけないでください。お子さんの頭痛は ICHD-3 に当てはまらない頭痛が当たり前！とイタリアの研究チームも結論づけているくらいですから，よく話を聞いてあげて下さいね。

5. 新型コロナウイルス感染による頭痛

今まではいわゆる「普通の風邪」では頭痛は起きず，インフルエンザが「頭痛風邪」の代表でした。ところがコロナも頻繁に「頭痛」を伴うことがわかってきました。神経症状としては頭痛が 37%と最も多く，ついで嗅覚障害または味覚障害（26%）でした[9]（**表 2**）。

表2 新型コロナウイルス感染症などの諸症状

	発熱	頭痛	咳	筋肉痛	嗅覚 味覚 障害	倦怠感	息切れ	寒気 ふるえ	咽頭痛	下痢
新型 コロナ	●	●	●	●	●	●	●	●	●	●
インフル エンザ	●	●	●	●	○	●	○	●	●	●
風邪	●	●	●	●	○	●	○	●	●	○

● よくある　● ときどき　● たまに　● 稀に　○ なし

(Cho SHY, Beghi, E, Hejbok, R, et al.: Global Incidence of Neurological Manifestations Among Patients Hospitalized With COVID-19-A Report for the GCS-NeuroCOVID Consortium and the ENERGY Consortium. JAMA Netw Open: 4 (5), pe212131, 2021[9]を参考に作成)

2020年11月，イタリアの頭痛専門研究グループより詳細な報告[10]がされています。2021年9月時点までの報告ではコロナによる頭痛の発症率は様々で8.0～71.1%とバラつきが多かったのですが，詳細に検討した今回のイタリアからの報告では，68.3%のコロナ感染者に頭痛を認めました（**表3**）。日本国内での検討はなく，2021年度日本頭痛学会総会で，日本での「COVID-19感染症に伴う頭痛は予後に関係するか？」[11]について報告しました。

以上から，頭痛の性状や持続時間からコロナをある程度疑うことが可能ですが，なぜ，片頭痛持ちの人は万国共通で「いつもと全く違う頭痛であった」と回答したのでしょうか。ICHD-3に基づいても，コロナによる頭痛は「非拍動性」以外は片頭痛発作に合致しています。

元々，頭痛持ちでない人がコロナに感染した際は，発熱が生じてから頭痛を自覚しており，発熱による血管拡張が生じたために「拍動性」の頭痛を自覚したと考えられます。逆に片頭痛持ちの人がコロナに感染した際は，発熱よりも前に頭痛を自覚しており，発熱による血管拡張が生じる前に頭痛が起きています。現段階では，コロナに感染した際に生じる頭痛の原因として以下の4説が考えられます。

①ウイルスの直接侵入により，三叉神経系が活性化されます。三叉神経節はアンジオテンシン作動性を有することが知られおり，ウイルスによりこのレニン・アンジオテンシン・アルドステロン（renin-angiotensin (Ang) -al-

表3 新型コロナウイルス感染者の頭痛の特徴（日本とイタリアでの研究）

		日本（著者（丹羽）ら）	イタリア（Membrilla JA ら）
頭痛発症率		70/138 例（50.7%）	99/145 例（68.3%）
性差・年齢		35 歳前後の女性に多い	40 歳前半の女性に多い
発作時間	頭痛の経験のない人	24 時間以上が多い	数分～6 時間以内が多い
	片頭痛持ちの人	6 時間以内が多い	6～24 時間が多い
部位・性状	両側性	54.3%（前頭部か頭全体）	86.9%（前頭部か頭全体）
	非拍動性	53.8%	85.9%
	吐き気	32.9%	21.2%
	痛みの程度	中～重度（72.9%）	中～重度（89.9%）
	起床時の頭痛	41.4%	18.2%
頭痛の引き金		発熱（41.9%），咳（22.9%）	発熱（18%），咳（10%）
発症時期		他の症状と同時・頭痛が最初：45.7%	他の症状と同時・頭痛が最初：71.7%
増悪因子		日常動作（48.6%），咳（85.7%），疲労（85.7%）	日常動作（45.5%），咳（43.4%），疲労（41.4%）
随伴症状		光・音過敏，吐き気（32.9%），睡眠妨害（81.4%）	光・音過敏，吐き気（21.2%），睡眠妨害（約 20～30%）
片頭痛持ちの人の頭痛発症率		（片頭痛が基盤にない人の）2.5 倍以上	（片頭痛が基盤にない人の）5 倍以上
片頭痛持ちの人でいつもと全く違うと感じた割合		**79%**	**92%**
酸素飽和度の低下		頭痛と無関係→酸素不足は頭痛の原因にならない	頭痛と無関係→酸素不足は頭痛の原因にならない
CRP や白血球数の上昇		頭痛と無関係→炎症と頭痛にも関連性はない	頭痛と無関係→炎症と頭痛にも関連性はない

頭痛が生じた人の他症状	発熱：98.6%, 易疲労感：95.7% 味覚障害：30.0%, 嗅覚障害：30.0% 筋肉痛：11.4%, を伴うことが多い	発熱：76.8%, 咳嗽：74.8%, 筋肉痛：65.7%, 胸郭痛：55.6%, 嗅覚障害：49.5% 嚥下痛：39.4%, を伴うことが多い
頭痛が生じた人の予後	良好（入院:4.3%, 死亡:0%）	良好（入院:8.0%, 死亡:0%）

（川口千佳子，丹羽　潔：COVID-19感染症に伴う頭痛は予後に関係するか？．日本頭痛学会誌：48（2），p454，2021[11]と Membrilla JA, de Lorenzo I, Sastre M, et al.：Headache as a Cardinal Symptom of Coronavirus Disease 2019：A Cross-Sectional Study. Headache：60（10），p2176-2191, 2020[10]を参考に作成）

dosterone：RAS）系が妨げられ，カルシトニン遺伝子関連ペプチド（calcitonin gene-related peptide：CGRP）レベルが上昇するため。

②頭痛のある風邪（ライノウイルス感染症）やインフルエンザ感染症の頭痛と同様にインターロイキン（interleukin：IL），特に IL-1 β，IL-6，tumor necrosis factor-αなどの炎症性サイトカイン（サイトカインストーム）により CGRP を介して三叉神経血管系の活性化に関与するため。

③ウイルス受容体（angiotensin-converting enzyme2：ACE2）が血管拡張などに関連することで，感染により血管内皮が障害され，血管周囲の三叉神経が影響を受けるため。

④低酸素・虚血がフリーラジカル産生を介して頭痛を招くため[12]。

コロナは細胞表面の ACE2 受容体と結合して細胞内に感染します。この ACE2 受容体は舌や鼻腔粘膜に発現するため，嗅覚・味覚障害には ACE2 が関与していることが判明しています[12]。そのため著者（丹羽）らは，ACE2 受容体低下により Ang Ⅱが上昇し，その結果，炎症の増悪，侵害受容性疼痛，酸化ストレスの上昇などが片頭痛発作に関与すると同時に，Ang Ⅱ上昇により血管拡張を抑制する作用が生じるため，「拍動性の頭痛」にはならず，「いつもと全く違う頭痛であった」と感染者たちが感じた可能性があると考察しています。

6. 新型コロナワクチン接種後頭痛

2021年9月時点で，日本で接種可能な新型コロナワクチンは2種類あり，ファイザー社とモデルナ社のメッセンジャーRNA（mRNA）ワクチン，アストラゼネカ社のウイルスベクターワクチンですが，mRNAワクチンは満12歳以上，ウイルスベクターワクチンは原則として40歳以上でないと接種できません。年齢制限の主たる理由として，ウイスルベクターワクチンは若年者で「血小板減少症を伴う血栓症」を起こす可能性が高く（イギリスの医薬品・医療製品規制庁の発表によれば，アストラゼネカ社のワクチンを接種した100万人中，平均して4人が血栓症を発症しており，リスクは0.004％），単純にすべてのワクチンによる副反応を比較できませんが，どのワクチンでも副反応の主たる事象として「頭痛」があげられます。

「血小板減少症を伴う血栓症」で注意すべきは脳静脈洞血栓症で，頭痛が初発症状のことがほとんどです。アストラゼネカ社製のワクチンを接種した英BBCの司会者（当時，44歳のリサ・ショー）は，ワクチンの1回目接種を終えた数日後，血栓の治療を受けていた病院で死亡したとBBCが報じました。血栓はアストラゼネカ社製のワクチンを接種した40歳代を中心に起きる極めて稀な副反応として指摘されていますが，アメリカでは同社製のワクチンは認可されていません。ニューカッスルの地元紙イブニング・クロニクルは，BBCを通じて発表されたショーの家族による声明を掲載しました。「リサは，アストラゼネカのワクチンを接種した1週間後，激しい頭痛に襲われ，その数日後，重体に陥りました。複数の血栓と頭部の出血が確認され，ロイヤル・ビクトリア病院の集中治療チームによる治療を受けました」と。

確かに衝撃的なエピソードですが，アストラゼネカ社製のワクチンによる脳静脈洞血栓症発症よりも，ピルを服用する女性の脳静脈洞血栓症発症の発生率（年間1万人のうち約5人，つまりは0.05％のリスク）の方が，はるかにリスクが高いのです。しかし，世界中の何百万人もの女性がこのリスクに納得した上でピルを服用しているのは，望まない妊娠を防いだり，重い生理痛を抑えたりするメリットが，このごく稀な血栓リスクを大きく上回っているからなのです。ですので，コロナの恐怖を鑑みれば，アストラゼネカ社製のワクチンでも接種をした方が良いと考えています。

また，ピルを服用している女性がアストラゼネカ社製ワクチンを接種した場合，血栓のリスクが高くなるかどうかは明らかになっていません。現時点で分かっていることは，ワクチン接種後に発症する血栓は典型的な血栓ではないということです。ピルによって発症するような凝固系の血栓とは違い，ワクチンによる血栓は免疫系によって引き起こされるものなので，血液凝固系の血栓の既往歴のある人でも，ワクチンを接種することを控える必要はないと著者（丹羽）は考えます。

アストラゼネカ社製ワクチンによる頭痛発症のデータは様々ですが，mRNA ワクチンであるファイザー社とモデルナ社製ワクチンによる副反応としての頭痛発症率はほぼ同程度で，ファイザーは 1 回目で 25%，2 回目で 40%，モデルナは 1 回目で 27%，2 回目で 53%と 2 回目で接種者の約半数で頭痛が認められています[13]。

慶應義塾大学の調査では，ファイザー社製ワクチンを接種した看護系職員 171 名を対象として，普段は頭痛がない人で接種後に頭痛を自覚した人は 37.9%であったのに対し，頭痛持ちでは割合が跳ね上がり，片頭痛持ちの人は 69.2%，片頭痛以外の頭痛がある人は 71.4%でした[14]。著者（丹羽）の施設でファイザー社製ワクチンを接種した片頭痛持ちの人 339 名で接種後に頭痛を経験した人は 79.6%（270 名）と非常に高率で，1 回目の方が 2 回目の接種より頭痛が強かった人と 1 回目と 2 回目の接種で頭痛が同程度であった人は各々 13.7%（37 名）で，1 回目よりも 2 回目の接種後の方が頭痛の程度が強かった人は 72.6%（196 名）と圧倒的に多く，性状は多い順に「今までに経験したことがないような頭痛」が 53.3%（144 名）と最も多く，次いで「片頭痛に近い拍動性頭痛」が 34.8%（94 名）で，「片頭痛と緊張型頭痛が混ざったような頭痛」，「緊張型頭痛のような非拍動性頭痛かつ頭重感のみ」など，多岐にわたっていました。副反応としての頭痛は，接種後 2 日目がピークで 3.5 日目にはほぼ消失する傾向にありました。「今までに経験したことがないような頭痛」には様々なタイプがありますが，「片頭痛様の拍動性頭痛に加えて，頭全体がボワーンとする頭痛」や「頭全体が片頭痛時の拍動よりも遅く，しかし強くズーンズーンと響くような頭痛」，「拍動性の頭痛部位があちらこちらに出現しては消える」，「後頭神経痛のような早いズキズキから片頭痛のようなズキッズキッに変わり，また，早いズキズキに変わる」などありましたが，大きな意味での「拍動性」の頭痛でした。

さらにNSAIDsが効く人，効かない人と様々でしたが，特徴的なこととして，「今までに経験したことがないような頭痛」や「片頭痛に近い拍動性頭痛」のどちらのタイプの頭痛でもNSAIDsが奏効しなくともトリプタン系薬剤は全員に奏効していました。NSAIDsが奏効した頭痛の程度はnumerical rating scoreで5.0 ± 1.7と比較的軽い頭痛発作であったのに対して，NSAIDsが無効でトリプタン系薬剤のみが奏効した頭痛の程度は8.2 ± 1.6と激痛に近い頭痛でした。

ワクチン接種後頭痛に関しては，どのNSAIDsでも問題なしとアメリカ疾患対策センター（Centers for Disease Control and Prevention：CDC）は報告していますが，トリプタン系薬剤使用の是非は現時点では不明です。確固たる証明はできませんが，ファイザー社製ワクチン接種後の頭痛にトリプタン系薬剤の使用を禁止していましたが，142名の片頭痛持ちの人が頭痛に耐え切れず服用しており，何も副作用は認めておりません。上記については「新型コロナワクチン接種後頭痛の特徴と治療薬の選択」と題して2022年5月の第63回日本神経学会学術大会で発表予定です。また，同年5月21日の「都市部で脳神経疾患専門クリニックを成り立たせる方法・手順～頭痛編～」の教育講演（シンポジウム）でも説明予定です。

mRNAワクチンであるファイザー社およびモデルナ社製ワクチンの副反応は頻度の高い順に，接種部疼痛，全身倦怠感，頭痛，筋肉痛，悪寒・発熱，関節痛，吐き気・嘔吐，下痢，腹痛，発疹でした[15]。日本で早い時期にファイザー社製ワクチン接種を始めた順天堂大学のデータではほぼすべての副反応は，接種後2日目がピークで5目にはほぼ消失する傾向にありました[16]。頭痛に関しても接種後2日目がピーク（2日目＞3日目＞接種日＞4日目の順）で2回目接種が50％弱で1回目のほぼ4倍の頻度でした。また，頭痛を起こす年齢は20～50歳代まで同程度で約60％，20～30歳代は女性が男性の約1.5倍，40～50歳代では女性が男性の約2倍の頻度で頭痛を認めていました。男女ともに60歳代以降は1回目も2回目も徐々に減少傾向にありました。

新型コロナワクチン接種後の副反応としての頭痛発症機序は明らかになっていませんが，いずれもワクチンを接種して数時間から数日後に現れる一過性の現象で，ワクチンによる正常な免疫応答の一部と考えられています。著者（丹羽）の施設における副反応としての頭痛にトリプタン系薬剤が奏効したことから，少なくともNSAIDsでは無効な脳内炎症もしくは血管拡張作用が関与していると裏づけられたと考えられます。トリプタン系薬剤で報告されている副作用とmRNAワクチンであるファイザー社およびモデルナ社製ワクチンの副反応には関連性がなく，mRNAワクチンによるどの副反応も増悪させる可能性はないと考えています。

今後もbooster接種を含め継続的な接種が必須となるであろうコロナのmRNAワクチン。片頭痛持ちの人にとって頭痛はつらい副反応ですが，NSAIDsが効かない人でもトリプタン系薬剤が副作用なく使用できると著者（丹羽）は考えています。

文献

1）筑波大学医学医療系臨床医学域：新型コロナウイルス感染症に関わるメンタルヘルス全国調査．2020（https://plaza.umin.ac.jp/~dp2012/covid19survey.html）

2）有田秀穂：自律神経をリセットする太陽の浴び方．山と渓谷社，東京，p62-147，2018

3）株式会社リクルート住まいカンパニー：「新型コロナ禍を受けたテレワーク×住まいの意識・実態」調査．2020（https://www.recruit.co.jp/newsroom/recruit-sumai/data/upload/07a49f312ad3ef3f6eb08d2e4dac6f08.pdf）

4）Niwa K, Sakai F, Ishikawa T, et al.：Ambient light color variety influences migraine pain intensity and discomfort in the ictal and interictal phase. Cephalalgia：37（1S）, p25-51, 2017

5）丹羽　潔：めまいを治す63のワザ＋α—その手があったか！保健同人社，東京，p22-25，2010

6）厚生労働省：情報機器作業における労働衛生管理のためのガイドライン．2019（https://www.mhlw.go.jp/content/000580827.pdf）

7）Gelfand AA, Thomas KC, Goadsby PJ.：Before the headache：infant colic as an early life expression of migraine. Neurology：79（13）, p1392-1396, 2012

8）Torriero R, Capuano A, Mariani R, et al.：Diagnosis of primary headache in children younger than 6 years：A clinical challenge. Cephalalgia：37（10）, p947-954, 2017

9）Cho SHY, Beghi, E, Hejbok, R, et al.：Global Incidence of Neurological Manifestations Among Patients Hospitalized With COVID-19-A Report for the GCS-NeuroCOVID Consortium and the ENERGY Consortium. JAMA Netw Open：4（5）, pe212131, 2021

10） Membrilla JA, de Lorenzo I, Sastre M, et al.：Headache as a Cardinal Symptom of Coronavirus Disease 2019：A Cross-Sectional Study. Headache：60（10）, p2176-2191, 2020
11） 川口千佳子, 丹羽　潔：COVID-19 感染症に伴う頭痛は予後に関係するか？. 日本頭痛学会誌：48（2）, p454, 2021
12） Mutiawati E, Syhrul S, Fahriani M, et al.：Global prevalence and pathogenesis of headache in COVID-19：A systematic review and meta-analysis. F1000Res：9, p1316, 2020
13） Eric J Rubin, Dan L Longo.：SARS-CoV-2 Vaccination-An Ounce（Actually, Much Less）of Prevention. N Engl J Med：383（27）, p2677-2678, 2020
14） Sekiguchi K, Watanabe N, Miyazaki N, et al.：Incidence of headache after COVID-19 vaccination in patients with history of headache：a cross-sectional study. Cephalalgia：2021, p3331024211038654, 2021
15） Chapin-Bardales J, Gee J, Myers T.：Reactogenicity Following Receipt of mRNA-Based COVID-19 Vaccines. JAMA：325（21）, p2201-2202, 2021
16） 順天堂大学医学部臨床研究・治験センター：令和 2 年度厚生労働行政推進調査事業費補助金（新興・再興感染症及び予防接種政策推進研究事業）「新型コロナワクチンの投与開始初期の重点的調査（コホート調査）」（第 15 版 2021 年 10 月 1 日）（研究代表者伊藤澄信）.（https://www.juntendo.ac.jp/jcrtc/albums/abm.php?f=abm00037101.pdf&n= 順天堂 HP 掲載用 1001_FIX 版 .pdf）

1. 現代人の頭痛

Chapter 2

頭痛の中の頭痛

丹羽　潔

1. 片頭痛

日本だけでも 1,000 万人はいるとされる片頭痛ですが，男女比は 1：4 と圧倒的に女性に多い疾患です。医学書を見ても，インターネットを見ても，片頭痛の特徴は「片側のこめかみがズキッ，ズキッ」と書かれています。しかし実際には，片側が 60％で両側が 40％，ズキッ，ズキッという拍動性は 60％で，ズキッ，ズキッとしない頭重感がある人が 40％もいるのです。また，片頭痛の 80％，800 万人は緊張型頭痛も持っているのです。つまり，ピュアな片頭痛だけを持っている人は日本では 200 万人程度となります。

では何が片頭痛の特徴なのでしょうか？　片頭痛が起きているのか，緊張型頭痛が起きているかをどうやって見極めればよいのでしょうか？

見極めるポイントは「動くと痛いかどうか」です。「階段を上る」「おじぎをする」だけでも痛いのは片頭痛です。吐き気があるのも，今から頭痛が起こる予感がする（予兆）があるのも片頭痛です。光や音，においの刺激で頭痛が起きたり，悪くなるのも片頭痛です。例えば，「デパートの 1 階の化粧品売り場で頭痛が起きた」「夏の日差しの強い中で横断歩道をみたら，白・黒・白・黒で頭痛が起きた」「工事現場の音で頭痛が起きた」などもよく耳にするエピソードです。さらに片頭痛は「前兆のある片頭痛」と「前兆のない片頭痛」に大別されます。まずは前兆と予兆についてお話します。

前兆は医学的に「完全可逆性前兆症状」といい，両側性の片頭痛でも片側だけに起きます。前兆の 90％は視覚症状（閃輝暗点：固視したポイント付近にジグザグ形が現れ，それが拡大し，視界が欠けてしまうものを指します。

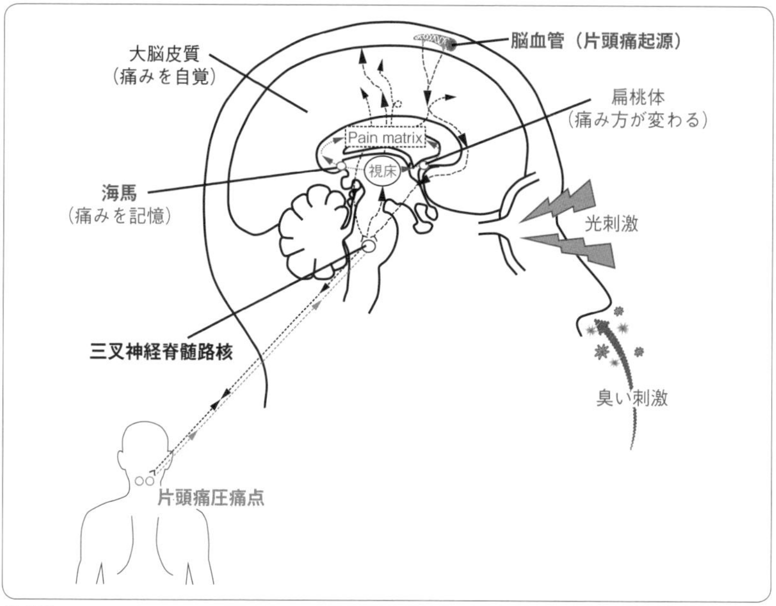

図1 片頭痛の圧痛点

片頭痛圧痛点を刺激すると逆行性に信号が大脳皮質に伝わり,「痛い」と感じます。片頭痛発作が慢性的になると大脳辺縁系が頭痛の痛みを記憶してしまい,脳に「痛みマトリックス」を形成し,頭痛発作がない時でも,常に脳から痛み信号が発信されてしまいます。
(坂井文彦:「片頭痛」からの卒業. 講談社現代新書, 東京, p150-176, 2018[1] より一部改変)

5分～1時間以内(通常は20～30分)には回復し,必ず,両眼で見えます。片眼だけしか見えない場合は硝子体や視神経の問題を考える必要があります。キラキラが強く見えることではありあません!),次いで多い感覚症状(片側の顔や舌などから始まるチクチク感で全身に広がることもあります),その他はまれですが,言語症状(失語症や構音障害),脳幹症状(構音障害,回転性めまい,耳鳴り,難聴,複視,運動失調,意識レベルの低下のうち2項目以上がみられます)が片頭痛発作の前に5分～1時間認められます。

これに対して,予兆は首から肩にかけての急激なコリや違和感,生あくび,眠気,めまい以外に疲労感,集中困難,光または音に対する過敏性,吐き気,霧視,顔面蒼白,甘いものが欲しくなるなどがあり,前兆の有無を問わず,片頭痛発作の数時間～2日前から生じることがあります。

診察や採血,MRI検査などでは診断が不可能な疾患ですが,片頭痛には「圧痛点」(図1)[1] があり,片頭痛発作が起きていない時でさえ「圧痛点」に痛みを感じる人は95%以上もおり，この「圧痛点」を熟知した医師であれば診断は容易です。圧痛点で感じる痛みの程度により，片頭痛をどの程度予防できているかというコントロールが分かるのです。

❶ 低用量ピル（OC）を使われている女性はご注意！

最近では月経困難症や子宮内膜症に対して低用量ピル（oral contraceptives：OC）を使用されている人の比率が増加しています。OCの副反応として卵胞ホルモン（エストロゲン）のバランスがくずれることによる血栓症が指摘されており，片頭痛がない人でも脳梗塞のリスクは約3倍[2)]になります。片頭痛の中でも前兆のある片頭痛，特に閃輝暗点がある人はOCの服用は禁忌なのです。

前兆のある片頭痛の人は年齢に関係なく，OCを服用し続けると，脳卒中や心筋梗塞を起こしてしまう可能性があります。「前兆のない片頭痛」の人でも約10倍に,「前兆のある片頭痛」の人に至っては何と15倍以上も脳梗塞,特に脳静脈洞血栓症を起こしてしまうリスクがあるのです[2)]。

OCにも様々な種類がありますが，卵胞ホルモン（エストロゲン）含有量に比例して脳卒中や心筋梗塞を起こしやすくなります。また，同じエストロゲン含有量のOCでも，組み合わされる黄体ホルモン（プロゲステロン）の種類によって，脳卒中の発症リスクが異なると報告されています[2)]。

OCの服用が必要不可欠の場合は低容量エストロゲン製剤であるルナベル配合錠ULD®，ジェミーナ配合錠®，ヤーズフレックス配合錠®がお勧めです。必ず，頭痛専門医と産婦人科医の両方に相談して下さい。

少し話がそれますが，産婦人科の医師から，「前兆のある頭痛」の人へのホルモン治療を伴う不妊治療は可能でしょうか，とよく質問を受けます。エストロゲン製剤は経口投与すると肝初回通過効果により凝固系が亢進するのですが，エストロゲンレベルを上げるために，通常体外受精では更年期治療で用いる貼付剤（エストラーナテープ®）を使用するので血栓症のリスクは上がりません。

あなたは片頭痛持ち？ Self Check！

□頭痛が起きると４時間〜３日間続く（薬を服用しない場合）
□家族に頭痛持ちがいる

□頭痛の時はできるだけ静かにしていたい，寝込むほど痛い
□吐き気や嘔吐を伴いやすい
□痛みで仕事や家事ができない
□頭を下にしていると頭が痛くなる，日常動作でも頭痛が悪化する
□コーヒーを飲むと少し落ち着く
□アルコール，とくに赤ワインを飲むと必ず痛くなる
□雨や台風が予測できる
□お腹がすくと頭が痛くなる

上記に３つ以上当てはまれば，医療機関に行かずとも，あなたは片頭痛です！

2. 緊張型頭痛

日本に3,000万人とされる一番多いタイプの頭痛，それが緊張型頭痛です。

いわゆる「コリ」による頭痛です。どこを見ても緊張型頭痛は「肩コリ頭痛」，特徴は「後頭部が重くなる」とありますが，緊張型頭痛の99%以上は肩コリでなく，「首コリ」が原因です。ストレートネック，今で言うところの「スマホ首」が大きな原因で，時代を代表する現代病です。

片頭痛との違いは「動いた方が楽」「吐き気は伴わない」「アルコール摂取で楽になる」「我慢できない頭痛ではないけれど，ずっとスッキリしない」「入浴すると楽になる」などです。

あぐら，猫背，うつぶせで肘をついた姿勢，横になりながら肘枕をする姿勢，ヒールが高い靴を長時間履く，足を組む，いすやソファに浅く座る，アヒル座り，横座りなど，すべて緊張型頭痛を起こすものです。あぐらや猫背では後頭神経痛も起こし得ます。

緊張型頭痛改善のために空手の正拳突きは広背筋をほぐし，壁ピタ体操は背中をピッタリ壁に付け，大きく息を吸ったり吐いたりしながら背中を壁から離さず，その後に腕を上げて壁にくっつける体操ですが，僧帽筋や大胸筋をほぐします（**巻末の頭痛解消ストレッチ参照**）。そのほか両手を大きく振る体操や首肩スットン体操もよいでしょう。

首を回すことはお勧めできません。首には脊髄や血管，交感神経などが張

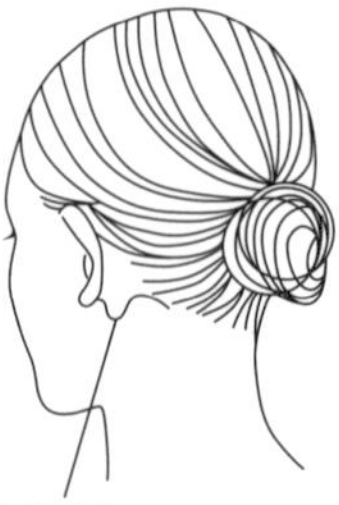

図2　乳様突起の位置

り巡らされており，首を回すことにより神経を傷つけたり，めまいを起こすことがあるからです。しかし，首筋をほぐすことはとても大切です。では，どこをほぐすのかといえば，耳の後ろにある頭蓋骨のでっぱりを触れることができると思います。側頭骨の乳様突起というのですが，ここに首コリに関わる胸鎖乳突筋がくっついていて，つまりは筋肉の始まり，起始部という訳です（**図2**）。そこをご自分の指先で2分程度，入浴後の筋肉が弛緩している状態でゆっくりと，結構な痛みを感じる程度（指を離すと痛みが残らない程度の強さ）でほぐしてあげると，首コリ，肩コリに至らないようになってきます。また，手を後ろで組んで後ろに引っ張りながら，胸を突きだす運動を10回を3～4セット行うとよいでしょう。この時，肩には力を入れないようにすると，大きな僧帽筋が一気にほぐれます（**巻末の頭痛解消ストレッチ参照**）。このようなご自分でできるストレッチングは，場所も時間も関係なくできるものでないと長続きしません。

Self Check！

あなたは緊張型頭痛持ち？

□頭全体が重く，圧迫されて憂うつになる（薬を服用しない場合）
□長いと1週間も痛みは続くが，いつの間にか消えている
□じっとしているよりも，動いた方が楽になる
□お風呂に入ったり，アルコールを摂取すると気にならなくなる
□痛くても仕事や家事はできる
□自分でも姿勢が悪いと思う

□普段，運動はほとんどしない，休日もダラダラしていることが多い
□パソコン仕事が大半である
□毎シーズン，好きなドラマを２～３つは録画しても観る
□頭痛以外の症状がない

４つ以上当てはまれば，医療機関に行かずとも，あなたは緊張型頭痛です！

3. 群発頭痛

三大頭痛の1つで，日本に20～50万人と推測されます。原因は不明ですが，ホルモン説（男性ホルモンの上昇による），体内時計の狂い，ウイルス感染説，ストレス説，遺伝子説などがあげられます。

特徴として，20～30歳代の男性に多く（男性：女性=5～7：1），発生率は人口10万人あたり，男性で15.6人，女性で4.0人と言われています。

頭痛の特徴として，群発する（一定期間中，連日一定時間に発現）激しい頭痛が15分～3時間持続します。また，飲酒，血管拡張物質などにより容易に誘発されます。

群発期間中（3～16週間がほとんど）は，1回/2日～8回/1日の発作を自覚します。群発頭痛持ちの人の多くは，群発期と寛解期（発作型：約85%で年1～2回の群発が最も多い）を認めますが，寛解期が認められない（慢性型：約15%）ケースもあります。特に明け方，痛みのせいで覚醒することが多く，片側眼窩部後部と眼球周囲に激痛が走り，側頭部，下顎，歯に放散することがあります。あまりの痛さのために片頭痛とは異なり，静かにじっとしていられません。必ず片側で同じ側にしか起こらないのも特徴です。

副交感神経を刺激してしまうので，痛む側だけの涙，結膜充血，鼻水，鼻閉，顔面やおでこの発汗，眼瞼浮腫が出現します。

日常生活面での注意として，群発期は，アルコールは一滴もダメ，タバコ（影響軽度）も少なめにしましょう。

❶ 飲酒しても痛くなければ，群発期から離脱した証拠！

脳血管が拡張すること（熱いお風呂やサウナ，辛い食事，激しい運動）はNGです。規則正しい生活を心がけ，起床と就寝のバランスにも注意（昼寝

もNG）が必要です。気圧の変化に注意する（飛行機やスキューバダイビングなどもNG）ことも大切です。ちなみにスキューバダイビングによる頭痛は「潜水時頭痛」と言われ，この頭痛も100％酸素でよくなります。

治療としては，市販の鎮痛薬は全く効かないので，群発期に入ったら，1日でも早く専門医を受診して下さい。

自宅での発作が多い人のみ，発作後10分以内ならば純酸素吸入（フェイスマスクで100％酸素を7L/分で15分間吸入）もお勧めです（2018年4月から保険適応）。寛解期でもトリプタン（1～2回分のマクサルト®，イミグラン点鼻液®かイミグラン自己注射®）を持参しておくことが重要です。群発頭痛はいつ起きるかわからないので，「突然」に備えておくことが大切です。

Self Check !

あなたは群発頭痛持ち？

□頭痛は15分～3時間（薬を服用しない場合）
□片側の眼がえぐられるような激しい痛み
□動いても楽にならないが，痛みが強過ぎてじっとしていられない
□アルコールを少し摂取するだけで頭痛が始まる
□痛みは1年のうち決まった期間だけに起こり，一度，頭痛が消えると全く痛くない
□痛みは必ず同じ片側だけに起こる
□頭痛と同じ側だけ，涙，鼻水・鼻閉が起こる
□明け方に頭の激痛で覚醒する（起床時に頭痛があるのとは訳が違う）
□あなたが女性ならば吐き気があり，男性ならば吐き気はあまり気にならない

上記の3つ以上当てはまれば，医療機関に行かずとも，あなたは群発頭痛です！

4. 慢性連日性頭痛

慢性連日性頭痛（chronic daily headache：CDH）とは，通常，1日に平均4時間以上の頭痛が15日/月以上あり，3ヵ月以上続いている状態を指します。頭痛を専門とする医師が頻繁に出会う病気ですが，ICHD-3にはCDHとい

う診断コードはありません。つまりは367種類もある頭痛には入っていないのです。

しかし，診療においては非常に重要で，一般的には慢性片頭痛，慢性緊張型頭痛によりCDHになってしまうことが多く，さらに鎮痛薬をたくさん服用してしまう人（薬物乱用頭痛）と鎮痛薬をほとんど服用しない人に細分されます。頻度は少ないですが，持続性片側頭痛*，新規発症持続性連日性頭痛，慢性群発頭痛，睡眠時頭痛もCDHの原因としてあげられます。

＊ 持続性片側頭痛

持続性片側頭痛とは，必ず片側に起こる持続性の頭痛で，結膜充血や鼻閉，眼瞼浮腫などの自律神経症状を伴うものですが，専門医でさえ，あまり出会うことのない頭痛です。発作性片側頭痛とともにインドメタシンだけが著効します。つまりはインドメタシンという消炎鎮痛薬が効かなければ持続性片側頭痛ではないということになります。

5. 薬物乱用頭痛

ICHD-3にも，薬剤の使用過多による頭痛（薬物乱用頭痛，medication overuse headache：MOH）として定義づけられています。MOHといっても，元々は慢性の片頭痛や緊張型頭痛，慢性の群発頭痛，聞きなれないかもしれませんが新規発症持続性連日性頭痛持ちであった人が鎮痛薬を使い過ぎてしまい，その鎮痛薬をさらに服用し続けることにより，逆に頭痛が起きてしまう状態を指します。

頭痛が月に15日以上あり，3ヵ月を超えて定期的に鎮痛薬（1ヵ月に10日以上もしくは15日以上）を服用していることを指しますが，ここでご注意を！

頭痛持ちではない人が1年365日，腰痛などで鎮痛薬を服用してもMOHにはなりません。なのに元々頭痛持ちの人では，生理痛であろうと，歯痛，腰痛，ましてや風邪の解熱剤（皆さんが通常服用される解熱剤は，医学的には解熱消炎鎮痛薬という範疇に入るため，これも鎮痛薬になります）を服用したとしてもすべてカウントされ，1ヵ月に10日以上もしくは15日以上，鎮痛薬を服用すると容易にMOHに陥ってしまいます。

1ヵ月に10日以上もしくは15日以上と2種類に分けていることにも意味

表1　5種類の鎮痛薬

単純鎮痛薬		
痛み止めの成分が1種類（OTCでも販売されている市販薬）	ボルタレン®，ロキソニン®，ブルフェン®	
医師による処方薬	ナイキサン®，インテバン®，セレコックス®，モービック®，カロナール®など	
複合鎮痛薬		
痛み止めの成分が2種類以上（OTCでのみ販売される市販薬）	バファリン®，イブ®，ナロンエース®，ノーシン®，セデス®，エキセドリン®など	
トリプタン系薬剤	イミグラン®，レルパックス®，マクサルト®，ゾーミッグ®，アマージ®	片頭痛発作時の特効薬
エルゴタミン製剤	ジヒデルゴット®，クリアミン®	片頭痛発作時の特効薬ですが，最近ではほとんど使用されない
オピオイド系薬剤	モルヒネ®，ソセゴン®，トラムセット®，トラマール®，ノルスパンテープ®など	麻薬系（通常はあまり使用されない）

があります。医学的に痛み止めには5つの種類があります（**表1**）。

このうち医師が処方する単純鎮痛薬のみ，1ヵ月に14日まで服用しても平気ですが，他の痛み止めはすべて，月に10日以上服用するとMOHに陥ってしまいます。市販薬（OTC製剤）は胃に優しくて早く効くので，たまに服用するには良い薬なのですが，いくつもの痛み止め成分が入っているため複合鎮痛薬という扱いになり，月に10日以上服用し続けると，容易にMOHに陥ります。

頭痛持ちの人は，頭痛の時のみならず風邪や生理痛などで月に10日分位の市販薬は簡単に飲んでしまうでしょうし，会議・プレゼンテーションなど頭痛を起こしたくない場面でも予防的に服用してしまい，MOHに陥りやすいのです。鎮痛薬が効かなくなるだけでなく，服用し続けた鎮痛薬によって頭痛が起きてしまいます。

では，どうやってMOHから離脱するかが一番の問題になってきます。答えは簡単，原因となっている鎮痛薬を一切，服用しないことです。でも，実際はなかなか思った通りに中止には……。イブ®を乱用していたから今度はバファリン®で……も，通用しません。同種同効薬では変更したことになりません。また，違う系統の鎮痛薬に変更しても，新しく服用した薬剤のMOHにほとんどの人が陥ります。確かに一切服用しないで頭痛を我慢するのはとてもつらいものですが，治すためにはご自身のモチベーション，そして，信頼がおけて，絶対に治してくれると期待できる頭痛専門医を見つけることに尽きます。元々，なぜ，MOHになってしまったかを考えれば当たり前ですが，つらい頭痛が多かったからです。だから，鎮痛薬を飲む，飲んでいたらMOHになってしまったという経緯でしょう。

何も服用せず，頭痛を我慢の一点張りで対応できる人はMOHにはなりません。ご自分で飲み過ぎとわかっていても，何となくよくなる，もしくはよくなった感じがする鎮痛薬を取り上げられて，1日の大半は頭痛のことばかりを考えて……という状態は，MOHの人が離脱する際には必ずといってよいほど，経験されることです。頭痛発症を抑える予防薬の服用や生活習慣を見直すのは大切なことですが，頭痛が起きてしまった時に「○○先生が頭痛が起きても心配ないと言ってくれたから。○○先生の言う通りに頑張れば必ず治る」くらいの気持ち，医師との信頼関係がないとMOHからの離脱は困難なのです。頭痛専門医による治療でもMOHから離脱できる人は20%に過ぎないと報告されています。しかしながら，著者（丹羽）が治療したMOHの患者は70%の人が離脱に成功できています。

2016年に『Cephalalgia』という頭痛のトップジャーナルに，イタリアの頭痛研究チームからの248名のMOHの報告[3)]が掲載されています。MOHから離脱できて頭痛が激減したグループ（○群：156名）とMOHから離脱できなかったグループ（×群：23名）とMOHから離脱はできたが慢性頭痛の状態（つまり，鎮痛薬は我慢できるようになったが，頭痛はほとんど毎日のようにある）のグループ（△群：51名）の3群に分けて検討しており，基盤にはほぼ100%，慢性の片頭痛があり，慢性の緊張型頭痛だけによるMOHの人はいませんでした。すべての群で不安症状やうつ傾向，情緒不安定，妄想的，精神的衰弱，性格が皮肉っぽくなったり，悲観的になったりと様々なメンタル系の症状が出ますが，×群ではどのメンタル症状も強く，○群でも△群でもメンタル症状は改善していました。つまり，MOHから離脱できると，たとえ慢性頭痛が残存してもメンタル的に安定して，不安症状やうつ傾向も楽になるのです。逆にMOHの状態では頭痛は治らないし，メンタル的にも不安定なままなのです。

ストレスの多い現代社会で，かつ，容易に頭痛の市販薬が入手できる現状では，MOHに陥ってしまうのは致し方ないことなのかもしれません。でも，そうなった際には，時間がかかっても本当に信頼できる主治医を見つけることが一番の治療法になるのです。

Self Check !

あなたはすでにMOH？

- □頭痛は明け方から朝起床時に多い
- □3日に1回は鎮痛薬を服用している
- □ご自身で市販薬（OTC製剤）を軽い時はセデス®，強い頭痛時はロキソニン®などと順序を決めている
- □大事な職務やイベントの前は怖いので，痛くなくても鎮痛薬を飲んでしまう
- □昔から頭痛持ちだ
- □頭痛のタイプは日によってバラバラだが，締め付けられるような痛み，頭重感が多い
- □頭痛の部位はバラバラである
- □だんだん，効いていた薬の効果が少なく・短くなってきたが，飲むと落ち着く
- □気持ちが落ち込んだり，ちょっとしたことでパニックになる
- □頭痛での服用は1回/週程度でも，生理痛や腰痛，歯痛などちょっとしたことですぐに鎮痛薬を飲む

4つ以上当てはまれば，医療機関に行かずとも，あなたはMOHです！

6. 第四の頭痛　後頭神経痛

「スマホ首」やテレワークが増えたことが大きな一因と考えられる後頭神経痛は，以前からの片頭痛，緊張型頭痛，群発頭痛の三大頭痛に加えて，第四の頭痛として注目されています。最近では後頭神経痛で困っている人がコロナ禍の在宅ワークによって急増しています。

後頭神経痛は頭痛というよりも末梢神経ダメージによる神経痛の1つで，大後頭神経痛，小後頭神経痛，大耳介神経痛の3種類があります（図3)。それぞれ痛む場所が違うだけで，痛みの質や程度は同様です。

後頭神経痛の特徴としては，以下の6つがあります。

①片側の首（両側同時には起きません）から後頭部・頭頂部にかけてのチクチク，ズキズキとした一瞬の激痛があります。

②ビリッと一瞬電気が走るような痛みを繰り返しますが，痛みがない時はスッキリしています。

③神経痛は一度起きてしまうと，数日から数週間続いてしまいます。

④一度起こると，急な首の前・後屈や回旋で神経痛が起きてしまいます。

⑤ヘアブラシで髪をとかした時や，神経痛がひどい時は頭皮に触れただけで痛むことがあります。痛みの強い人は，皮膚表面の神経痛のため，枕に後頭部が触れるだけで辛く，不眠に悩まされることもあります。

⑥雨の日の前日に多いのも特徴です。そして,雨が降ると治ってしまいます。

大後頭神経，小後頭神経，大耳介神経の3つは，いずれも頭を支える頸部の筋肉の間から皮膚の表面側に出ているため（図3)，筋肉による圧迫を受けやすいと考えられています。そのため，テレワークによる猫背の姿勢（これはテレワークに限ったことではなく，加齢に伴う背骨の変形，高校生や大学生などスマホが大好きな人，プレイステーションなどゲーム系が大好きなお子さんと,どの世代にも起きます）やスマホ首をはじめとする頸椎の変形，精神的なストレス，急に首を動かした時，気圧の変化（特に雨の前日）などが神経痛の誘因になります。元々，首コリや肩コリが強い人はこの神経痛を起こしやすい傾向にあります。

後頭神経痛が起こる一番の理由は，姿勢の悪さです。現代人はデスクワー

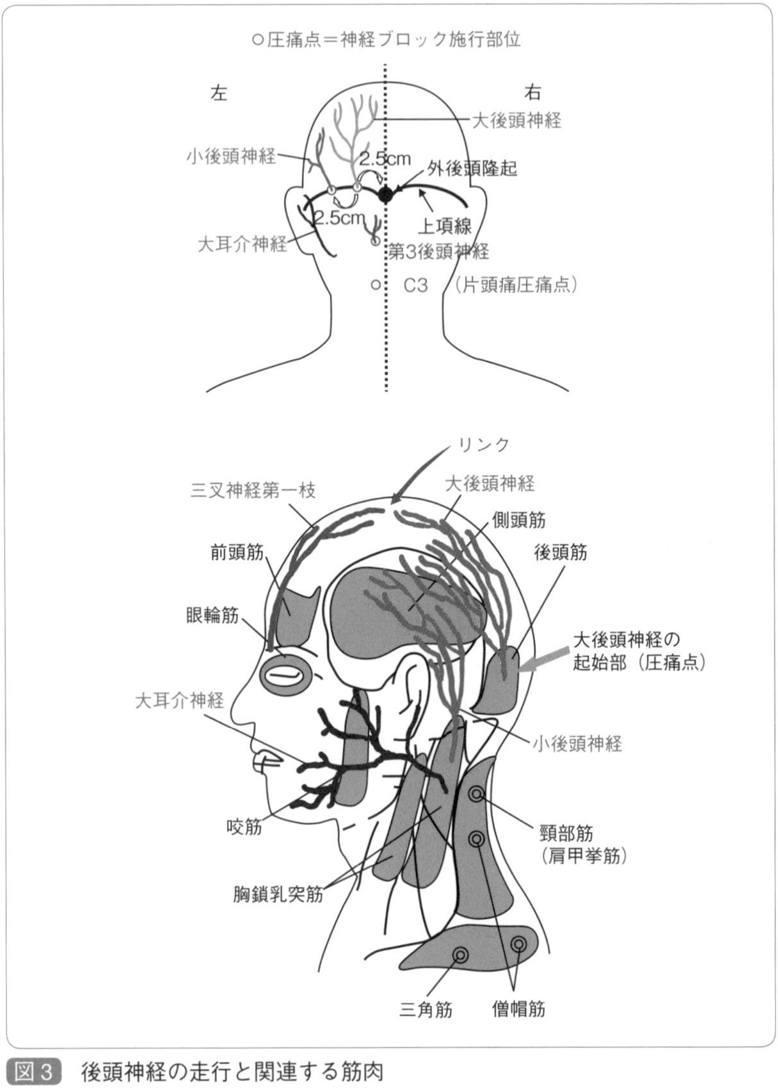

図3　後頭神経の走行と関連する筋肉

大後頭神経の起始部（圧痛点）は外後頭隆起の 1cm 下，外側 2.5cm にあります。

クが多くパソコンを頻用しますが，実はモニターを真正面からではなく，左右どちらかの前方に置いている人が多いのです。そのような人に良く見られるのが，モニターを見る時に体は正面を向いて首だけ捻るといった，ゆがんだ姿勢です。これだと，顔を向けている側の後頭神経は頭蓋骨と頸椎に挟まれ，反対側の後頭神経は引っ張られてしまい，どちらの場合も神経が興奮してしまいます。挟まれた側が痛む人も，引っ張られた側が痛む人もいますが，片側だけ痛む人が多いようです。

要注意なのは，稀ですが，帯状疱疹ウイルスが原因となることです。帯状疱疹も片側にしか起こらず，湿疹が出現する前に痛み・神経痛が出ることが多いのです。髪の毛に隠れてわかりにくいこともありますが，頭部に小さな水ぶくれが片側だけに出てきたら，すぐに皮膚科に行って下さい。

後頭神経痛は強い痛み，神経痛の割には危険なものではなく，1 週間ほどで自然に治ることが多い神経痛です。特に多いのは大後頭神経痛で，片頭痛特有のズキズキする感じでもなく，緊張型頭痛（コリ頭痛）特有の鉢巻きをしたように頭が締めつけられるような圧迫感でもない，片側の耳の後ろが痛くなることから始まり，痛む所が日によって違う，さらに痛みが鉢巻きのような横方向ではなく，後頭部から頭のてっぺん，前頭部へと縦に動く頭痛が「大後頭神経痛」です。

治療はまずは痛み・神経痛の元を短時間，冷やしてみるか冷湿布を貼ってみましょう。長時間は筋肉のコリにつながってしまうので NG です。痛みはピリッから激痛までありますが一瞬ですし，神経痛ですから通常の鎮痛薬はまったく効きません。週に 2 ～ 3 回以上の大後頭神経痛が起こるようになれば，大後頭神経は三叉神経と連絡（リンク）するため，三叉神経痛*の特効薬であるカルバマゼピン（テグレトール®）が有効です。鎮痛薬がまったく効かない人もテグレトール® を夜 1 錠飲むだけで，翌朝から楽になることが多々あります。

テグレトール® が効かない場合は，神経痛の根元に神経ブロックを 1 回 / 週程度のペースで数回施行すると大多数の人はよくなります。

専門医療機関を受診することをお勧めしますが，近隣に専門医を見つけられないときは，最も痛みを感じる部位もしくは神経痛の根元を強めに 5 秒ほど押して離すを数回繰り返すと，神経の興奮が抑えられて痛みが和らぎます。

＊ 三叉神経痛

三叉神経痛は典型的三叉神経痛と有痛性三叉神経ニューロパチーに分類され，典型的三叉神経痛には上記，テグレトール® を使いますが，抜歯や骨折などの外傷，帯状疱疹後がほとんどの有痛性三叉神経ニューロパチーにはプレガバリン（リリカ®）やアミトリプチリン（トリプタノール®），ガバペンチン（ガバペン®）を使うので間違えないように！

Self Check！

あなたは後頭神経痛持ち？

- □頭痛は一瞬～長くても1分程度
- □頭皮や髪のピリッには市販薬が効かない
- □パソコン業務が多い
- □常に首コリに悩まされている，コリからくる頭痛（緊張型頭痛）といわれたことがある
- □髪の毛に触るだけでピリピリしたり，ヘアブラシで髪をとかすだけで激痛を自覚したことがある
- □髪や頭皮のピリピリは運動や頸部のストレッチ，マッサージで消えることが多い
- □頭皮や髪のピリピリは雨の日の前日に悪くなる

3つ以上当てはまれば，医療機関に行かずとも，あなたは後頭神経痛持ちです！

文　献

1）坂井文彦：「片頭痛」からの卒業．講談社現代新書，東京，p150-176，2018
2）Sacco S, Merki-Feld GS, Ægidius KL, et al.：Hormonal contraceptives and risk of ischemic stroke in women with migraine：a consensus statement from the European Headache Federation（EHF）and the European Society of Contraception and Reproductive Health（ESC）. J Headache Pain：18（1），p108-127, 2017
3）Bottiroli S, Viana M, Sances G, et al.：Psychological factors associated with failure of detoxification treatment in chronic headache associated with medication overuse. Cephalalgia：36（14），p1356-1365, 2016

Chapter 3

危険な頭痛

丹羽　潔

1. くも膜下出血

「50 歳以上の大人」が注意しなければならない頭痛があります。シニアに見られやすく，もしくは必ず見られるようになる変化として，閉経，ストレス過多，肥満，血圧上昇，不眠，うつ傾向，アルコール摂取量増加，免疫力低下……と多々あります。そして，危険な頭痛，つまり放置してはいけない頭痛の代表選手がくも膜下出血（subarachnoid hemorrhage：SAH）です。

SAH は突然襲ってくるバットで殴られたような今まで経験したことのない頭痛と医学書には記載されています。

脳には脳実質を保護するために脳を包んでいる三層の膜（表層から, 硬膜, くも膜，軟膜）がありますが，くも膜とはその真ん中の膜を指します。くも膜下に出血しても脳実質内には出血は及びませんので，手足の麻痺や痺れなどは起きません。しかし，くも膜の下には，脳に酸素と栄養を送るための太い動脈が張り巡らされ，その太い動脈の瘤が破れて急速に脳の表面全体に出血が広がって，外から脳実質を圧迫するので意識障害や嘔吐，痙攣発作などが起きます。非常に重篤な疾患で，我が国の突然死全体の 6%を占め，くも膜下出血後早期に治療をしないと約 50%が死に至ります。一命を取り留めても，くも膜下出血発症後 2 ～ 3 週間後に脳血管攣縮という血管がソーセージ様にうねり，血管内が詰まってしまう合併症や水頭症，循環器系の合併症としてたこつぼ心筋症など重篤な合併症が多数あり，社会復帰できる人は全体の 1/3 にも満たないと医学書にもインターネット上にも記載されています。

逆に考えれば，動脈瘤が破れたらくも膜下出血ですが，破れなければ単なる脳動脈瘤持ちで無症状となります。脳動脈瘤の大きさや形にもよりますが，外科治療を行わずに，長年，経過を見るだけで良い人も沢山います。くも膜下出血は低気圧の時に起きやすい，女性に多い，痩せている人に多い……とありますが，是非，注意して頂きたいことは３点です。厳重な血圧管理，アルコールの多飲はしない，禁煙です。

アルコール 150g↑／日＝日本酒５合か，ビール大びん５本，ウイスキーダブル５杯↑／日はSAHの原因になります。

もう１点，激痛をイメージしてしまうくも膜下出血ですが，最近，walk-in SAHという概念が注目されています。「歩くくも膜下出血」ではなく，歩いて医療機関を受診することができるくも膜下出血患者のことを指します。

昨今，高血圧の人は内服治療されていたり，食事に注意されていたりとある程度のコントロールができている人が多く，また，昔のように朝から飲酒，もしくは朝まで飲酒する人も少なくなってきています。そうなるとリスクも軽減するのは当然で，そのような人達の脳動脈瘤が破裂しても，少量の出血で自然に動脈瘤の穴が塞がることがあります。意識障害や痙攣，嘔吐などがなく，頭痛のみを経験することになるのです。しかし覚えておいて下さい。一度，動脈瘤の破裂した穴が塞がっても２回目はほぼ100％，穴は塞がらなくなります。最初がどんなに軽い症状であってもくも膜下出血です。くも膜下出血の頭痛は最低でも２～３週間は持続します。２～３週間で良くなってしまっても，どんなに軽い頭痛でも，今までに経験したことのない頭痛で継続するようでしたら，必ず，医療機関を受診して下さい。

では，くも膜下出血の原因となる「脳動脈瘤」を指摘されたらどうしましょうか？　著者（丹羽）の外来でも，「脳に時限爆弾が見つかった。放置したらくも膜下出血になってしまう！」……などという患者さんのお話を良く伺います。脳ドックの普及で，未破裂脳動脈瘤を早期に発見できることは非常に有意義なことですが，すべてが破裂する訳ではないので，もしもMRI検査で「脳動脈瘤」を指摘されたとしても，経過観察をしておけば良い「脳動脈瘤」も沢山ありますので，早急に手術の決断は不要です。何せ，50歳以上の未破裂脳動脈瘤の有病率は3.2％と決して珍しいことではありません。

「脳動脈瘤」は簡単に言えば，大きくなるほど破裂しやすく，形がいびつであるほど破裂しやすくなります。脳動脈瘤ができやすい部位として，内頸動脈－後交通動脈，前交通動脈，中大脳動脈，内頸動脈，脳底動脈などがあります。一概には言えませんが，7mm 以上の脳動脈瘤，7mm 以下でも内頸動脈－後交通動脈，前交通動脈などの細い動脈に生じた脳動脈瘤，脳底動脈瘤，5mm 以下でも形がいびつな脳動脈瘤は手術の適応となります。

2012 年に報告された日本人の脳動脈瘤の研究（UCAS study）[1] では 5mm 以下の脳動脈瘤に比べて，7mm 以上では 3 倍，10mm 以上では 9 倍，25mm 以上では 76 倍，破裂率は高くなります。大切なことは，たとえ 5mm 以下の脳動脈瘤でも，全体の 2％程度は大きくなったり，形が変わってしまいますので，年に 1 回は MRI や CT で血管を見る MRA（造影剤不要），3D-CTA（造影剤が必要）という検査をお受けになると良いと思います。医療機関によっては 3 ヵ月や半年に一度の検査と言われるかもしれませんが，破裂しそうになければ年に一度で十分です。

手術には開頭手術（脳動脈瘤クリッピング術）と血管内治療（脳動脈瘤コイル塞栓術）がありますが，最近は身体へのダメージが少ない血管内治療が急増しています。しかし，治療に伴う様々な合併症には差がありませんので，手術を受ける際は，主治医の先生から良く説明を聞いて，合併症リスクまで考えた手術法を選ぶようにして下さい。

2. 脳腫瘍

脳自体には痛覚受容体（痛みのセンサー）がないので，脳実質の病気では頭痛は起きません。脳腫瘍自体が痛みを発することはないのです。

では，なぜ頭痛が起きるのでしょうか？

脳は非常に柔らかく，プリンより少し硬い程度です。その柔らかい脳を保護するために，脳実質ピッタリに堅い頭蓋骨が覆っているのです。

脳腫瘍は小指大からビー玉，ピンポン玉と徐々に増大していきますが，テニスボール位の大きさになると，その占拠病変は周囲の柔らかい脳を圧迫するようになります。ひいては脳を包んでいる三層の膜を圧迫して，その膜の痛みを頭痛として認知するようになります。

特徴としては座っているときよりも寝ているときに重力の関係で脳内の血流が増え，脳を浮かべている脳脊髄液も増えてしまい（頭蓋内圧亢進），頭痛が強くなります。特に起床時は頭蓋内圧亢進が顕著となり，嘔吐することで頭蓋内圧を下げて痛みを軽減します。

3. 脳静脈洞血栓症

脳の動脈が閉塞して発症する脳梗塞はよく知られている疾患ですが，脳から心臓へ戻る経路である静脈や静脈洞が詰まって発症する脳静脈洞血栓症（図1，2）は，比較的まれな疾患です。脳が急速にむくみ，静脈性脳梗塞あるいは脳出血を引き起こし，頭蓋内圧亢進による頭痛（特発性低頭蓋内圧性頭痛と真逆で，立位で軽減し，臥位で増悪します），嘔吐，けいれん，さらには運動障害，意識障害などの症状が出現します。特に昏睡状態，急速な神経症状の悪化，局所症状がある場合は，予後が不良で，死亡率はおよそ30%と言われています。原因は感染症，糖尿病，脱水，妊娠，経口避妊薬（ピル），外傷，開頭手術後，悪性腫瘍，血液凝固能亢進状態などが報告されていますが，経口避妊薬であるピルが原因であることも多く，男女比は1：2と女性に多く認められます。80%は50歳以下に起こりますが，原因が分からない場合も多々あります。治療は非常に複雑で，血栓を溶かす治療を行うと，出血が増加したり，逆に頭蓋内圧を下げることに重点をおくと，血液粘稠度が上昇して血栓が増えることがあります。総合的に判断し，抗凝固療法，抗脳浮腫剤投与，高血圧治療，抗けいれん薬投与，減圧開頭術，血管内手術などを組み合わせて治療を行います。動脈閉塞性疾患より可逆的であるため治療をより積極的に行うべきであると言われています。

4. 慢性硬膜下血腫

比較的高齢の男性に多い疾患で，ふらついて頭部を何回かぶつけていると，頭部打撲の1〜数ヵ月後に徐々に硬膜の下に反応性に水が溜まってきます（硬膜下水腫）。この硬膜下水腫内に新たなもろい血管が作られるようになり，この時点で，またもや頭部打撲すると新生血管が切れてしまい，急激に硬膜下水腫内に出血し，大きな硬膜下血種となってしまいます。頭痛の他に片麻痺や尿失禁が起きることもありますが，通常は頭痛の他に認知症のような物忘れ，ふらつきなどの歩行障害が出てきます。

治療は外科的に頭蓋骨に穴をあけて血種を吸い取るだけの簡単な手術です

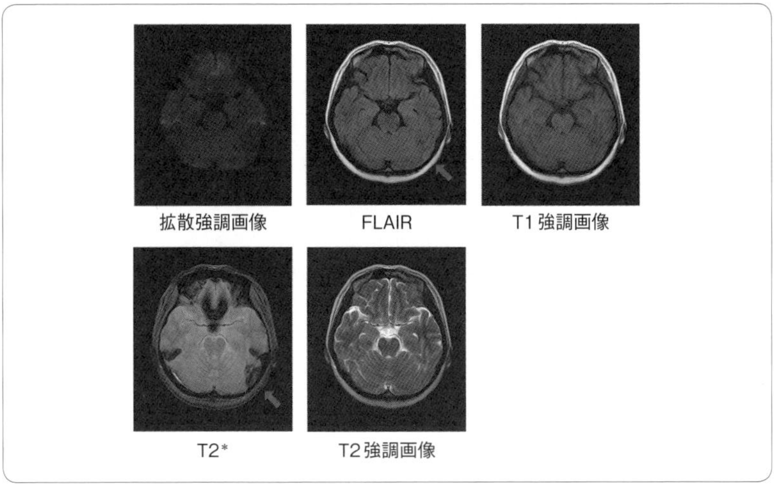

図 1　脳静脈洞血栓症（MRI 所見）

拡散強調画像，T1 強調画像，T2 強調画像では病変が描出されていませんが，FLAIR では矢印の部分が高信号域に，T2*では低信号域に描出されており，出血性病変があることが分かります。

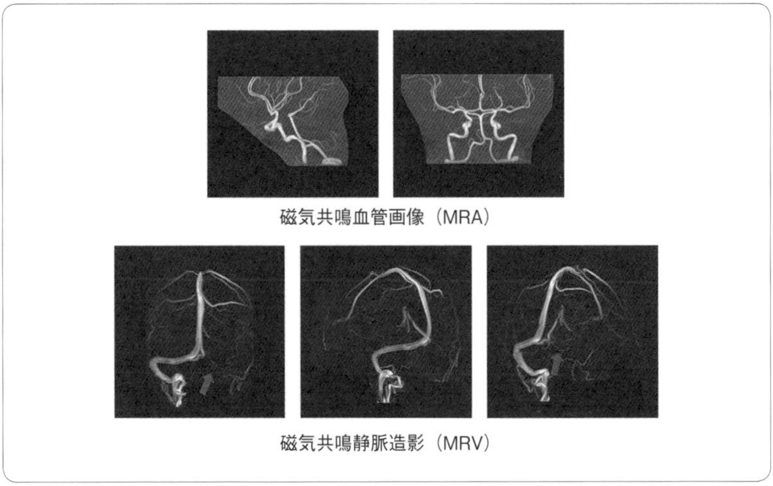

図 2　脳静脈洞血栓症（MRA & MRV 所見）

上の MRA 画像は正常所見ですが，下の MRV では右横静脈洞が描出されていません（矢印）。

が，再発することも多々あります。

5. 髄膜炎

細菌やウイルスなどの感染により，脳を守る膜に炎症を起こす病気です。

発熱を伴うガンガンと激しい痛み，吐き気・嘔吐，光過敏などが起きるのが特徴ですが，細菌性の場合は致死率が高く早急の入院加療が必要となります。

6. 脳動脈解離

動脈の壁は内側から内膜，中膜，外膜の三層構造をしています。内膜に傷がついて，そこから血管の壁の中に血液が入り込み，血管が裂けていく状態を動脈解離といいます。50歳以下に多く，頸部の無理な伸展やマッサージなどの物理的刺激でも起こります。驚くことに片頭痛持ちの人が脳動脈解離全体の20%もいます。

首から脳に血液を送っている動脈は，首の前側にある頸動脈，首の骨の中にある椎骨動脈です。動脈解離は全身の動脈に起こりますが，頭部では椎骨動脈の解離が最も多く，椎骨動脈が解離すると突然の激しい頭痛を起こします。このときに適切な治療を受け，血管の裂ける程度が軽症で頭痛の症状のみでとどまるならば，おおむね重大な問題は起こりません。しかし，血管の裂ける場所や程度によっては，裂けた血管が詰まって脳に血液を送れなくなったり，解離した場所から血栓と呼ばれる血の固まりが血管の中を移動して末梢血管を閉塞したりして，脳梗塞を起こします。その結果，運動麻痺や言語障害，嚥下障害などが出現します。また，血管の壁が外側まで裂けて，血管外に血液が漏れ出ると，くも膜下出血を起こし，激しい頭痛や意識障害が出現して致命傷になることもあります。脳梗塞やくも膜下出血を起こすと，状態によっては緊急に手術治療が必要になる場合があります。

従来は，脳卒中を起こして発見される椎骨動脈解離が多かったのですが，最近は精密な脳の検査（MRIによるBPAS*など）を早期にすることが可能になり，軽症のうちに発見される患者が多くなっています。

＊ Basi-parallel anatomical scanning (BPAS)

BPASは，椎骨脳底動脈の血流の影響を受けずに外観が見えるため，動脈解離や動脈瘤を見るのに向いた撮影法です。

7. 脳動静脈奇形

脳動静脈奇形とは，脳の血管に生じる先天的な病気の1つです。血液が流れる血管は，動脈，静脈，毛細血管に大きく分けられます。酸素や栄養素を運搬する動脈は，身体の末梢組織で毛細血管と呼ばれる血管につながります。毛細血管では血液の流れは比較的緩やかになり，細胞に必要な酸素と栄養素を運び，代わりに不要物を受け取ります。細かく分岐している毛細血管はさらに集合し，最終的には静脈を形成して心臓へ流れこみます。こうした血液循環は，酸素や栄養と老廃物の運搬を行うだけでなく，動脈の圧力が静脈にかからないようにする防波堤のような役割も担っています。しかし，脳動静脈奇形では毛細血管が適切に形成されず，動脈と静脈が直接つながってナイダスと呼ばれる異常な血管の塊を形成することがあります。このナイダスは胎児期や子どもの頃に形成されることが多く，出血やけいれん発作などの症状を呈することがあります。脳動静脈奇形のすべてが治療対象となるわけではありません。治療が必要と診断された場合，手術や血管内治療，ガンマナイフという放射線治療などを組み合わせて実施します。脳動静脈奇形は生まれつきの異常ですが，本当の原因はわかっていません。脳動静脈奇形では，異常血管の塊であるナイダスに関連した症状が出現します。ナイダスの血管壁は脆弱なため，血管が切れることで頭痛，吐き気，意識障害などの症状が急に生じます。また脳内の出血部位によっては神経機能に障害を与えることもあり，手足の運動機能障害が出現することもあります。一方，ナイダスには多くの血液が流れ込むので，周囲の正常の脳組織への血流を奪い取る形になってしまい，神経症状，けいれん，片頭痛のような頭痛を起こすこともあります。CT や MRI，カテーテルによる脳血管造影で診断は簡単にできます。脳動静脈奇形の治療は，ナイダスの大きさや血管の構造，存在部位などを考慮してナイダスを縮小させるため，手術や血管内治療，ガンマナイフなど複数の治療方法を組み合わせて実施します。脳動静脈奇形が大きい（ナイダスの直径が 3cm 以上）場合には，出血のリスクを下げるため，血管内治療でナイダスを小さくしてから，ガンマナイフや開頭手術を実施します。血管内治療では，脳を栄養する正常な血管を塞がないように，ナイダスだけを塞栓することがポイントです。

8. 高血圧性脳症

高血圧性脳症は，急激な異常高血圧によって引き起こされる脳への障害を指します。慢性的な高血圧，腎不全，妊娠高血圧症候群など，高血圧をもたらす基礎疾患が原因となり得ます。高血圧性脳症を発症すると，脳へのダメージを反映して，頭痛，吐き気・嘔吐，意識障害，けいれんなどの中枢神経症状を呈するようになります。影響は脳に限らず，腎臓や循環器系にも及びます。脳では posterior reversible encephalopathy syndrome（PRES）と呼ばれる脳浮腫が後頭葉に生じ，一過性に視力障害が出現することもあります。

脳には血液が過不足なく供給されるように，脳の血圧は一定レベルの変動範囲に調整されています（脳循環自動調節能）。しかし血圧があるレベル以上に上昇すると，脳循環自動調節能は破綻（break through）し，異常な血圧負担が脳へとかかることになります。その結果，脳浮腫が生じ，脳症の症状が出現することになります。具体的には，180mmHg↑/110mmHg↑といった急激かつ高度な高血圧の状態において，脳症が引き起こされます。頭痛自体は160mmHg↑/でも起きることが多々あります。

高血圧性脳症は，血圧上昇を引きおこす病気が原因となって発症することが多く，具体的な病態としては，慢性的な高血圧，腎不全，妊娠高血圧症候群，褐色細胞腫，クッシング症候群，膠原病（全身性エリテマトーデスなど），薬物（シクロスポリンやコカイン，アンフェタミンなど）の使用，頭部外傷などがあげられます。

無治療のまま異常高血圧を放置すると，治すことのできない中枢神経障害が生じる危険があるため，速やかな血圧管理が必要不可欠です。しかし，急激に正常血圧まで血圧を低下させると，新たな脳障害を起こす可能性もあるため，集中治療室などでのカルシウム拮抗薬（ニカルジピンなど）を用いた慎重な血圧管理が求められます。高血圧性脳症では脳浮腫を伴うため，脳浮腫を軽減させるために脳圧降下剤の点滴が行われます。また，けいれん発作を起こした場合には，抗けいれん薬も欠かすことができない治療となります。

9. 特発性低頭蓋内圧性頭痛

特発性低頭蓋内圧性頭痛は，1938年にSchaltenbrand Gにより初めて報告された症候群で，腰椎穿刺などの明らかな外的誘因なく頭蓋内圧の低下を起こします。主な症状は頭痛で，立位で15分以内に起こり，横になると30分以内に改善または消失する体位性頭痛が認められます。これは腰椎穿刺後頭痛と同じ性質を持ち，吐き気・嘔吐，羞明，後頭部痛，こわばり，めまい，複視，聴力障害，耳鳴り，聴力低下，光過敏なども多く認められます。

平均発症年齢は，40 歳前後で，約 3：1 の割合で女性に多く，予後は一般的に良好ですが，時には硬膜下血腫の合併が認められることもあります。

特発性低頭蓋内圧性頭痛の原因は，特発性の脳脊髄液漏出であることが多く，その誘引としては，いきみ，咳込み，気圧の急激な低下，性行為，頭頸部外傷，しりもちなどがあげられます。低髄液圧の原因には，ビタミン A 低下症など髄液の産生低下によるものもあります。特発性低頭蓋内圧性頭痛の病態は，MRI と病理所見[2]より，坐位・立位により脳が下方に偏倚し，硬膜内側面の dural border cell layer に非特異的肉芽組織変化を認めることによります。

そのため，ほとんどの特発性低頭蓋内圧性頭痛においては安静，十分な水分の経口摂取，カフェインの投与，ステロイド製剤が奏効します。改善が認められない場合にのみ，CT ミエログラフィなどで髄液漏出部位を確認した上で，硬膜外自家血パッチなどの侵襲的な方法が試みられるべきです。硬膜外自家血パッチは多くの症例で有効で 72 時間以内に頭痛が消失しますが，数日から数週間で再発し，数回の施行が必要となる場合も少なくありません。硬膜外自家血パッチが無効の場合には，髄液漏出部位の閉鎖を目的とした手術が行われます。

10. 巨細胞性動脈炎（側頭動脈炎）

側頭部に存在する動脈を中心に炎症が生じるため，以前は「側頭動脈炎」と名付けられていましたが，側頭動脈以外にも大動脈およびその分岐した動脈に炎症をきたすこともあり，現在では「巨細胞性動脈炎」と名称が変更されています。巨細胞性動脈炎の原因は，明らかになっていません。

巨細胞性動脈炎は，全身のだるさや食欲低下，体重減少，発熱といった非特異的な症状が生じることがあります。側頭部の動脈に炎症を起こすと，これに関連してこめかみの血管が腫れる，頭が痛い，食べ物を噛んでいると顎がだるくなる，痛くなるといった症状が生じます。

さらに，視力を形成するのに重要な目の動脈が障害を受けてしまうと，目の痛みやものが見えにくいといった症状が出現することがあり，最悪の場合失明に至る可能性もあります。

巨細胞性動脈炎は，症状が出現した時の年齢（50歳以上であること）や頭痛をはじめとした上記のような症状などから疑われます。検査としては，血液検査，動脈の画像検査や病理検査が行われることがあります。血液検査では，赤血球沈降速度やCRPによる炎症反応を評価します。画像検査として，超音波検査，CT，MRIなどの画像診断で全身の太い動脈の状態を評価します。また，2018年4月からFDG-PET/CTという全身の太い血管の炎症の有無を包括的に評価できる検査も保険適応となりました。

巨細胞性動脈炎では，炎症を抑えるためにステロイドを用いた治療を行います。失明の恐れがある場合には，ステロイドパルス療法といって大量のステロイドを短期間に用いることもあります。

また，ステロイド単剤治療で効果が不十分であったり，ステロイド減量で再燃を繰り返す場合には，免疫抑制薬を併用します。2017年8月には，炎症に関連したInterleukin-6（IL-6）を選択的に抑えるトシリズマブという新薬も使用できるようになりました。その他，失明や脳梗塞を予防するためにアスピリンの使用も検討されます。

巨細胞性動脈炎は，時に失明の危険性を伴います。これまでに感じたことがない頭痛，顎を動かしたときの疲れやすさ，ものが二重に見える，といった症状は，巨細胞性動脈炎を早期発見するためのポイントとなる症状です。

ちなみにFDG-PET/CTは，FDGというブドウ糖に類似した放射性物質を使用する「ポジトロン断層・コンピューター断層複合撮影」の略で，悪性腫瘍や血管の炎症ではブドウ糖をたくさん必要とすることを利用して，悪性腫瘍の転移や再発などの診断に使用されてきました。CTやMRIで大型血管炎の病変の局在や活動性の判断がつかない時に使用します。

文献

1）UCAS Japan Investigators.：The Natural Course of Unruptured Cerebral Aneurysms in a Japan Cohort. N Engl J Med：366（26），p2474-2482, 2012

2）丹羽　潔，吉井文均，片山　真ほか：特発性頭蓋内圧低下症の1例―画像所見と髄膜生検との対比―．Brain and Nerve：49（6），p541-546, 1997

Chapter 4

まちがった頭痛の診断・治療

丹羽　潔

慢性頭痛には慢性緊張型頭痛もありますが，頭痛発作前の肩コリ・首コリは，慢性片頭痛の予兆としては最も多く，何と80%もの患者が自覚します。肩が凝るのですね，良くストレッチをして，肩がほぐれるように入浴もしっかりして……，運よく慢性緊張型頭痛ならばセーフですが，慢性片頭痛ならば，しっかりした入浴によって頭痛発作となり，わざわざ頭痛発作を惹起しているようなものです。ズキズキするのが片頭痛，後頭部を中心とした頭重感が緊張型頭痛というのは確かに典型例ですが，後頭部だけが重くなる片頭痛も少なくありません。見分け方は簡単で，片頭痛の予兆の場合は頭痛が始まると肩コリ・首コリが気にならなくなるのです。最も頻繁に間違えてしまう「予兆としてのコリ」ですね。この緊張型頭痛と慢性片頭痛のように，診断を間違いやすい頭痛はたくさんあります。ここでは具体的な症例をあげて間違いやすい頭痛について考えたいと思います。なお，症例の紹介にあたっては患者の同意を得ており，個人情報の保護に留意し，個人が特定されないように修正を加えました。

【症例 1】30歳代後半の女性。前兆のある片頭痛→脳静脈洞血栓症

10歳代で「前兆のある片頭痛」と診断され，時折，トリプタン系薬剤を服用する程度でしたが，吐き気はないものの，左後頭部のズキズキしない重い感じの痛みが出現し，すぐに某大学病院脳神経内科でMRI検査と採血検査を受けました。結果はすべて正常。頸椎レントゲンではストレートネックと診断されました。「前兆のある片頭痛」に「緊張型頭痛」が加わったとの

診断で，今回は緊張型頭痛増悪のため鎮痛薬が処方されましたが，頭痛は治まるどころか徐々に悪化してしまいました。

数日後，ズキズキしないものの頭痛が激痛となり，嘔吐してしまったため心配になり，当院を受診されました。診察上は身体的にも脳神経系にも異常所見は認めませんでした。ただ，一点，ピルを常用していました。MRI 検査はしたものの，ピルを服用している「前兆のある片頭痛」に対して必要な MR 静脈造影（magnetic resonance venography：MRV）が施行されず，「脳静脈洞血栓症」が見落とされていました（Chapter 3 の図 1，2）。

この症例の場合，すでに「前兆のある片頭痛」と診断を受けており，前兆として閃輝暗点がありました。この「前兆のある片頭痛」の患者がピルを服用するだけで，頭痛のない人に比べて脳血管障害を起こすリスクは 15 倍以上になるのです[1)]。ピル自体が，脳静脈洞血栓症の一番のリスク要因にあげられます。「前兆のある片頭痛」患者を診察した際は，必ずピル服用の有無の確認と，MRV の施行が必要なことをお忘れなく！

【症例 2】40 歳代後半の女性。単なる頭痛→微少くも膜下出血

10 歳代後半で他院で「前兆のある片頭痛」と診断を受けています。

起床後よりズキズキしない左後頭部痛が出現し，軽度の吐き気もありましたが，二日酔いかと思って放置していました。しかし，その後も徐々に頭痛が強くなり，ちょっとした動作で頭痛が悪化するのはいつもと同じでしたが，何となくいつもの片頭痛発作と違う感じがしていました。いつもの片頭痛発作では光や音，臭いに対して非常に敏感になるのが，今回の頭痛では光や音，臭いに対して過敏性がなかったため，心配になり某大学病院救急外来を受診し CT 検査を施行しました。「単なる頭痛」と診断されて鎮痛薬の処方のみで帰宅しましたが，鎮痛薬の効果が全くなく，同日夕方に当院を初診しました。診察上はすべて正常で，脳神経系にも異常所見はありませんでした。唯一，気になる点としては極度のドランカー（大酒飲み）で，ご主人とほぼ毎日，大量の飲酒をしていることでした。

診断としては CT では映らない極少量の出血のみのくも膜下出血（walk-in SAH）でした（図 1）。

いくら片頭痛持ちでも，光や音，臭いへの過敏性の増強などがなく，かつ，

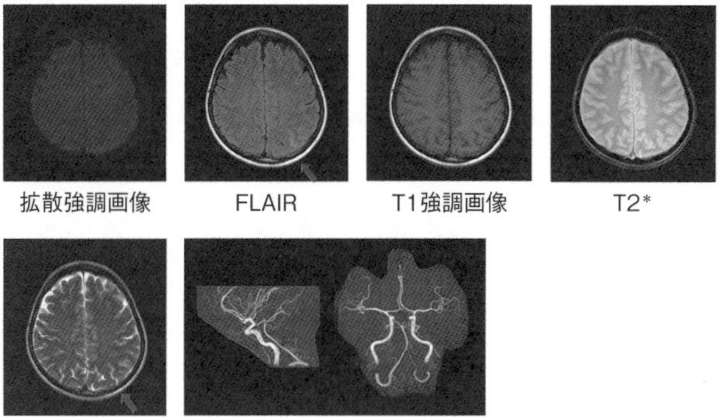

図1 微少くも膜下出血の MRI 画像

拡散強調画像や出血性病変をみる T2*では異常がなく，FLAIR と T2 強調画像でのみ，ごく軽度の異常所見（矢印）を認めます。くも膜下出血の原因である脳動脈瘤も MRA でははっきりしません。このような微少くも膜下出血例では，3D-CTA（造影 CT による血管撮影）を施行し，それでも脳動脈瘤を特定できない場合は，カテーテルによる脳血管写を施行するしかありません。

いつもと違う頭痛，そして，ハードドランカーとなればくも膜下出血を想定する必要があります。CT では映らない微少出血の SAH はいくらでも存在します。

また，「単なる頭痛」の診断は，「緊急性のある二次性頭痛ではない」ことを意味するのですが，中には「くも膜下出血」の例もあるのです。

【症例 3】50 歳代の女性。前兆のない片頭痛→可逆性脳血管攣縮症候群

10 歳代後半で「前兆のない片頭痛」と診断され，20 歳代で緊張型頭痛も併発しています。突然，頭部全体で鋭く刺すような痛みが起き，軽度の吐き気もあり，某大学病院脳神経外科を受診しました。

初診時の身体所見は正常で，脳神経系にも異常はありませんでした。CT や MRI も正常。最近，仕事が忙しく，ストレスが尋常ではなかったとのことでした。今回はストレス過剰による「前兆のない片頭痛の増悪」との診断でトリプタン系薬剤にて数日で頭痛は消失しましたが，2 週間後より徹夜状態が数日続き，やっと休暇が取れ，温泉旅行に行ったのですが入浴時に同様の頭痛が出現し，帰宅後当院を受診されました。この際も身体所見は正常で，

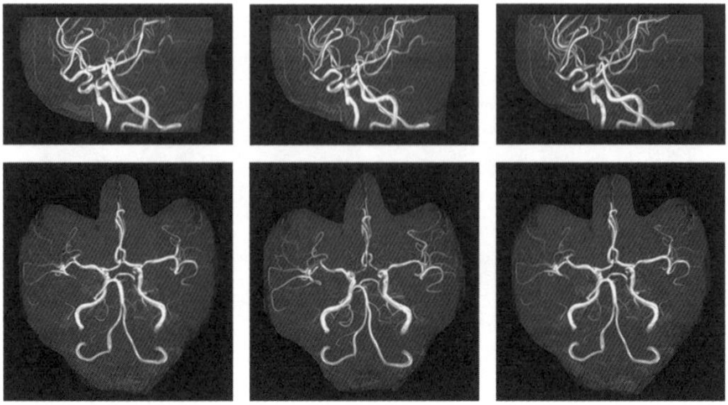

図2 反復性の可逆性脳血管攣縮症候群のMRA画像

可逆性脳血管攣縮症候群（RCVS）は発症早期では脳血管に異常所見をきたさず，1ヵ月後に矢印のように血管攣縮像を認めます。同様に2回目のRCVS後早期にも脳血管に異常をきたさず，遅れて2週間後に多数の血管攣縮像（矢印）を認めます。2回目の頭痛発作2ヵ月後には可逆性のため脳血管は正常に戻っています。

脳神経系にも異常はありませんでしたが，MRA所見で可逆性脳血管攣縮症候群（reversible cerebral vasoconstriction syndrome：RCVS）*と診断しました（**図2**）。このまま，血管収縮作用のあるトリプタン系薬剤を継続していたら脳梗塞を起こしてしまった可能性も……。

この症例の正確な診断は大変難しいのですが，頭痛を専門にする医師ならば，このようなストレスとストレスフリーが交互にある人の場合には，RCVSは常に頭の片隅に置いておかなければなりません。理由は明快で，RCVSで，トリプタン系薬剤を服用することによって梗塞を惹起するリスクがあるからです。

＊ 可逆性脳血管攣縮症候群（RCVS）

あまり聞きなれない頭痛かもしれませんが，近年注目されており，頭痛を専門に扱う医師にとっては見逃してはいけない頭痛の1つとなりました。

1988年にCall GKとFleming MCらにより初めて報告され，「Call症候群」や「Call-Fleming症候群」など様々な呼び方をされていましたが，今はRCVSと世界的にも統一されています。なぜ，血管が攣縮（数珠のようにそのままの部分と細くなる部分が不規則に起きることを意味します）（**図2**）するのかはよくわかっていません。

RCVSの特徴としては,

①20～50歳の女性に多い（男性の約3倍）ですが，稀に小児でも認められることがあります。

②頭痛の期間は，1～3週間で雷鳴頭痛（突発し，瞬時に最大に到達する激しい頭痛）が特徴で，何回も繰り返すことがあります。吐き気や嘔吐を伴うこともあります。ですので，よく「くも膜下出血」を起こしたと勘違いされることがある位です。

③頭痛後2～4週間と遅れて脳血管が攣縮し，12週間以内に脳血管攣縮が正常化するため，強烈な頭痛の時にMRIなどを検査しても異常が出ません。

④脳血管攣縮を起こした灌流域（栄養されている脳の領域）の症状として，視覚異常，感覚障害，失語症，片麻痺の順で起こりやすく，これらの症状は一時的なこともあれば，症状が消えずに残ってしまうこともあり，つまりは脳梗塞になる（7～50%）こともあります。この脳血管攣縮は，脳内の血管に限局し，脳外，つまりは首にある頸動脈には攣縮は起こりません。痙攣を起こすこともありますが，痙攣は稀で強い頭痛の後に起こることがあります。

⑤妊娠・産褥，薬剤（片頭痛治療に使うエルゴタミン製剤，コカイン，アンフェタミン，エフェドリン®や下垂体腫瘍の時に使うブロモクリプチン®），高カルシウム血症，頭部外傷，脳外科手術後が多いですが，その他に咳，鼻をかむ，性行為，排泄行為，驚愕，入浴なども誘因になります。

⑥カルシウム拮抗剤（ニモジピンやベラパミル）やステロイドにて治療し，トリプタン系薬剤は禁忌です。

⑦予後良好で，ほとんどの場合（70%以上）は何ら後遺症を残しません。再発は稀で，何回も起こすことはありません。

【症例4】60歳代後半の女性。頸部痛→Crowned-Dens症候群

重い感じの後頭部痛，頸部痛が持続し，近医整形外科を受診しましたが，頸椎単純レントゲン上は軽度のストレートネックのみでした。緊張型頭痛と診断され鎮痛薬を処方されたものの改善がなく，37.0℃前半の微熱も認めるようになったため，数日後に某大学病院整形外科を紹介されました。頸椎単

純レントゲンは同様の所見，頸椎 MRI 上もストレートネックのみでした。採血検査で白血球数が 15000/μL，赤血球沈降速度が 36/60mm（1/2hr），CRP が 7.86mg/dL と急性の炎症反応を認めましたがカルシウムは 9.8mg/dL と正常でした。さらに強い鎮痛薬を処方されましたが一時的に解熱はするものの頸部痛の軽減はなく，当院を受診されました。

頸部の前後屈は可能で痛みもないのですが，左右回旋に可動域制限があり強い頸部痛がありました。CT 上は軸椎歯突起後方部に石灰沈着があり，Crowned-Dens 症候群*と診断しました。同日よりステロイドを 15mg/ 日（プレドニゾロン換算）で開始し，約 2 週間後には頸部痛消失，その後も再燃していません。

＊ Crowned-Dens 症候群

痛風という病気をご存じかと思いますが，尿酸の結晶が関節に生じ，溜まりすぎると結晶が崩壊します。これを体内で異物と勘違いして白血球が攻撃するため，腫れたり痛みが出たりする病気です。

では，偽痛風という病気があることも覚えておいて下さい。これは尿酸ではなく，ピロリン酸カルシウム二水和物が肩や手足，膝関節などに沈着して痛風に似た関節炎を起こす病気です。厄介なことに頸椎にも起こることがあり，これを Crowned-Dens 症候群と呼びます。60 歳以降の女性に多く，急激な頸部痛，つまりは後頭部痛と発熱で発症します。ポイントは頸部の前後屈（頭を前に下げたり，後ろに反らすこと）では痛みは出現せず，左右の回旋（イヤイヤと首を左右に回転させる）で痛みが誘発されます。

このCrowned-Dens 症候群は，約 2 週間の少量のステロイドで良くなる病気ですが，きちんと診断されないと良くなりません。発熱している場合は，単なる寝違えと考えずに整形外科や頭痛専門医を受診して下さい。

【症例 5】30 歳代の女性。緊張型頭痛→薬物乱用頭痛

10 歳代後半に前兆のない片頭痛と緊張型頭痛と診断されています。その後は通院もせず，常に首コリ，調節性眼精疲労があるものの点眼薬と OTC 製剤で頭痛の対処をしていました。彼女には頭痛発作時に自分なりのルールがあり，まずは軽い頭痛の時はバファリン®，痛みが強くなればイブクイック®，それでもダメな時はロキソニン®と決めており，大体はその服用で治

JCOPY 88002-913

まっていたそうです。しかし，残業が多くなり頭痛も頻発したため，某頭痛クリニックを受診しました。すでに8～10日/月のOTC製剤服用で薬物乱用頭痛傾向にあったにもかかわらず，処方された薬はSG配合顆粒®でした。その数ヵ月後に頭痛はほぼ毎日となり，SG配合顆粒®が全く効かなくなり当院を受診されました。薬物乱用頭痛の診断にて，SG配合顆粒®を含めてOTC製剤はすべて中止，生理痛でさえもNSAIDsの服用は禁忌としました。半年間の休職を経て，現在では頭痛は2～3回/月まで改善し，トリプタン系薬剤もOTC製剤も非常に奏効しています。

SG配合顆粒®は，4種類以上の鎮痛成分を含む複合鎮痛薬で薬物乱用頭痛傾向の人には，絶対に禁忌です。

【症例6】幼稚園男児。神経症→腹部型片頭痛

母親も父親も片頭痛持ちというバックグラウンドがあります。秋の運動会に向けて，お遊戯や運動会の練習が多くなり，それに伴い，週に2～3回の腹痛や時折，自家中毒のように嘔吐もあり，近医小児科を受診しました。腹痛は帰宅すると消失，嘔吐もなく，当初の胃腸炎の診断からストレス性胃腸炎，神経症へと診断は変わり，毎日，ビオフェルミン®を服用していましたが改善なく，小児科医より精神科受診を勧められました。ご両親とも著者(丹羽）の患者であり，精神科の前に当院を受診されました。話を伺い，簡単な神経学的所見を取っただけで，検査不要で「腹部型片頭痛」と診断できました。腹痛時や嘔吐時は暗い部屋で10分休憩，腹痛が強い時だけアセトアミノフェン服用で症状は消失し，運動会も無事に終えられました。

片親が片頭痛の場合でも50%は遺伝するのが片頭痛です。両親が片頭痛であれば，85%以上の確率で片頭痛が起きます。特に6歳未満では腹部型片頭痛（頭痛は起きず，腹痛発作が起きる），自家中毒，めまい，乗り物酔いは，特徴的な小児の片頭痛の所見です。

【症例7】60歳代の女性。前兆のない片頭痛→側頭動脈炎（巨細胞性動脈炎）

中学生の時に前兆のない片頭痛と緊張型頭痛と診断されています。片頭痛は重く，予防薬としてアミトリプチリンを閉経まで服用していましたが，閉経後は片頭痛発作が激減したため，ここ数年は，アミトリプチリンは自己判断で中止，頭痛時もトリプタン系薬剤ではなく市販の鎮痛薬を服用していました。しかし，最近になり左側頭部痛が頻発し，片頭痛再発かと思い，近医を受診しアミトリプチリンを再開，頭痛時はトリプタン系薬剤も再開しましたが片頭痛発作時の時にようには奏効しなかったようです。

その後，左あごの痺れ感が出現し，さらに左眼が見え難く感じ，当院を紹介されました。神経学的には異常はなく，左側頭動脈を触知しました。緊急採血・MRI を施行し MRI は MRA も含めて正常，採血上は白血球数が 19600/μL，赤血球沈降速度が 84/128mm（1/2hr），CRP が 11.24mg/dL と急性の炎症反応を認めました。眼動脈まで病変が及んだ側頭動脈炎（巨細胞性動脈炎）と診断し，失明の恐れもあるので入院を勧めましたが，新型コロナによる緊急事態宣言が発令された時期でもありステロイド薬の服用で改善可能性が非常に高いため，自宅療養を希望され，プレドニン® を 60mg/ 日で開始しました。翌週には視力障害も改善し頭痛も軽減，プレドニン® を漸減し，頭痛は消失しました。

閉経し片頭痛発作が激減した女性が，再度，片頭痛発作で苦しむことはまずあり得ません。今までと少しでも違う頭痛が 60 歳過ぎてから生じた場合は，必ず何かが起きていると考えるべきです。特に女性の場合は巨細胞性動脈炎の可能性を念頭に置いておかないと，治療が少しでも遅れると失明の可能性も出てきてしまいます。

【症例 8】30 歳代の女性。前兆のある片頭痛→甲状腺機能亢進症

10 歳代前半で前兆のある片頭痛と診断されています。片頭痛発作は 3 ～ 4 回 / 月程度で，トリプタン系薬剤でコントロールできていました。20 歳代後半から片頭痛発作が増えてしまい，9 月初旬に某大学病院脳神経内科を受診，MRI や採血では異常所見がなく，予防療法として塩酸ロメリジンを処方されています。しかし，片頭痛発作は軽減せず，塩酸ロメリジンに加えて，バルプロ酸も追加されました。その後も同様でアミトリプチリンも追加されましたが全く変化がありませんでした。そのため，11 月下旬に当院を受診しました。MRI は正常でしたが，理学所見上，甲状腺腫脹はないものの，採血上は甲状腺機能亢進症を認めました。チアマゾール開始にて 1 ヵ月後に頭痛は激減しました。

通常，片頭痛は6～9月の高湿度＞低気圧＞高温の順で悪くなります。つまり，時期的なものや他の誘因が関係していないのに，片頭痛が増悪しているからには，何らかの理由があると考えるべきです。特に甲状腺機能は重要で，甲状腺機能亢進は片頭痛っぽい頭痛を惹起し，甲状腺機能低下は緊張型頭痛っぽい頭痛を惹起することに注意して下さい。

【症例9】30歳代後半の女性。前兆のない片頭痛→群発頭痛

10歳代後半で前兆のない片頭痛と診断されています。片頭痛発作は4～5回/月程度で，トリプタン系薬剤と鎮痛薬で何とかコントロールできていました。4月から新入社員の教育係となりストレスが強く，4月下旬に久しぶりの休日にスキューバダイビングに行った夜中に突然の激しい頭痛で覚醒してしまいましたが，マクサルト®で頭痛は軽減しました。翌日も，そしてその翌日も明け方に激しい頭痛のために覚醒し，マクサルト®で改善するものの，毎日，明け方に頭痛が起きることが心配になり，1週間後に某病院頭痛外来を受診しました。診断はストレスによる片頭痛増悪で，予防療法としてアミトリプチリンが処方されましたが，全く頭痛の軽減はなく，ほぼ毎日，明け方に頭痛のために覚醒してしまい，心療内科で睡眠薬を処方してもらったそうですが，それでも明け方の頭痛は全く改善せず，当院を受診しました。理学的には異常がなく，神経学的には左側にホルネル症候群の症状（左側だけの上まぶたが下がる，目の充血，縮瞳，汗がでない）を認めました。頭痛は必ず左側で片頭痛の何倍も痛く，頭痛のせいでじっとしていられないだけでなく，左側だけ鼻水，涙を頭痛時に認めました。

診断は典型的な群発頭痛です。ステロイド，ベラパミル処方にて1週間後には頭痛はほぼ消失し，ステロイドは1ヵ月くらいで漸減して中止しました。

マクサルト®が効いたことで片頭痛の増悪とみなされたようですが，群発頭痛の併発でした。片頭痛持ちの人が群発頭痛を併発することは珍しいことではありません。群発頭痛は男性（男性：女性＝5～7：1）の病気という固定概念にとらわれ過ぎてはいけません。

【症例 10】30 歳代後半の女性。新規発症持続性連日性頭痛→特発性低頭蓋内圧性頭痛

今まで頭痛を経験したことのない人が，ある日突然，毎日頭痛がするという主訴で某大学病院脳神経内科を受診しました。仕事中は頭痛が辛く，帰宅して横になると楽になります。入浴や飲酒は頭痛の増悪には関係ありません。「新規発症持続性連日性頭痛」という診断が下されて，トピナ®を処方されました。ある日を境に突然頭痛を発症するとこの診断名をつける頭痛専門医がいます。トピナ®で改善がなく，ガバペン®も追加されましたが，全く頭痛の改善がなく，当院を受診されました。実はこの患者は頭痛発症の 2 ～ 3 日前に部屋の片づけをしていて，アレルギーでもないのに何回もクシャミを連発していたのです。このクシャミこそがポイントで，また，「横になると楽になる」も診断の一助となります。片頭痛や脳腫瘍をはじめ，ほとんど頭痛は臥位で増悪し，坐位や立位で軽減します。これは頭蓋内圧の変動によるもので，臥位では頭蓋内圧は亢進し，坐位・立位では低減します。「横になると楽」とは，頭蓋内圧が亢進することによって頭痛が軽減すると解釈できます。坐っているよりも横になった方が肩コリや首コリも楽になるかもしれませんが，「入浴や飲酒は頭痛の増悪に関係なし」も考慮すると頭蓋内圧の変動を考えるべきです。これらの問診があり，MRI を施行して「特発性低頭蓋内圧性頭痛」と診断し，一週間の自宅療養で大量の水分とカフェイン摂取，そして，毎日通院での点滴治療で頭痛はほぼ消失しました。

「頭痛は問診に始まり，問診で終わる」と言っても過言ではありません。「クシャミ」が頭痛をもたらすこともあるのです。

【症例 11】30 歳代後半の女性。前兆のない反復性片頭痛→慢性片頭痛＋緊張型頭痛→ Chiari 奇形 1 型

10 歳代で「前兆のない反復性片頭痛」と診断されています。2 ヵ月前よりいつも違う非拍動性の後頭部痛が毎日のように続き，時折，非回転性めまいも自覚するようになったため，某大学病院脳神経外科を受診しました。MRI や採血では異常所見がなく，頸椎単純レントゲンでストレートネックがありました。ちょうど 2 ヵ月前の同時期に 10 歳代前半の娘がコロナに感染し，自宅でもマスクを着用し，非常に神経質になっていたこともあり，慢性片頭

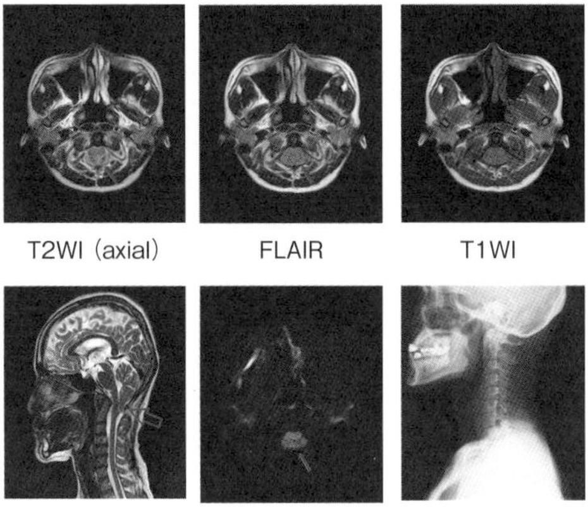

図3 Chiari 奇形 1 型の MRI 画像と頸椎単純レントゲン

軸位断（axial）画像でも小脳扁桃の下垂(←の点線部分）は認められますが，見逃しやすい画像になります。矢状断（sagittal）では小脳扁桃下垂，変形（⇦）が容易にみつけられます。頸椎単純レントゲンではストレートネックを認めています。

痛＋緊張型頭痛と診断され，筋弛緩薬，NSAIDs が処方されました。服薬後一時的に頭痛は軽減するものの，その後も毎日のように後頭部痛が持続し，非回転性めまいの増悪はないものの，通年性アレルギーのためクシャミをするたびに頭部全体に強い痛みを感じるようになり，当院を受診しました。

初診時の身体所見は正常で，脳神経系にも小脳症候を含めすべて正常でした。頸椎単純レントゲン（図3）上は前医と同様にストレートネックを認めましたが，「慢性片頭痛＋緊張型頭痛」では今回の頭痛経過の説明がつかず，MRI を再度施行しました。そして MRI（図3）撮影時の位置決めの矢状断で小脳扁桃の下垂を認め，この時点で Chiari 奇形 1 型*と診断できました。軸位断でも診断は可能なのですが，臨床では頭痛専門医でも軸位断だけでは見落としやすいのです。極端に言えば，「医師だけ解決できない頭痛，診療放射技師の力」が発揮された症例でした。この症例の場合，Chiari 奇形 1 型の程度も軽く，抗ヒスタミン薬を継続服用として経過観察しています。

＊ Chiari 奇形

小脳，脳幹の発生異常を基盤とする奇形で，形態学的に 1 〜 4 型に分類されます。発症は 20 〜 40 歳代の女性に多い傾向があります。10 万人に 5 〜 8

人程度の発症率と言われています。通常，遺伝性はありません。

Chiari 奇形 1 型は小脳扁桃が大後頭孔から 3mm 以上下垂し，原則として小脳扁桃の変形を生じている状態（延髄の下垂を伴っても 1 型になります）とされています。約 50％に脊髄空洞症（脊髄空洞症を伴う症例の約 90％に神経症候を伴います）を合併し，脊髄空洞症のある症例の約 30％に側彎症を合併，10 ～ 30％に水頭症を合併します。Chiari 奇形 2 型（Arnold-Chiari 奇形）は小脳下部（主に虫部）と延髄が大後頭孔より下垂し，第 4 脳室も下垂する状態を指します。原則として腰仙部に脊髄瘤もしくは脊髄髄膜瘤を伴います。症候性 Chiari 奇形 2 型の約 15％は 3 歳までに死亡し，約 30％の症例は永続的な神経脱落症状を伴う予後不良な疾患です。さらに後頭蓋窩髄膜瘤を伴う 3 型，小脳形成不全を伴う 4 型がありますが，非常に稀であり，2 ～ 4 型は頭痛以外の神経症候を必ず伴いますので，ここでは Chiari 奇形 1 型についてのみ解説します。

Chiari 奇形 1 型はまず，後頭蓋窩圧迫による症状として後頭部痛，小脳症候，嚥下障害，呼吸障害が起き，この後頭部痛はクシャミや咳嗽で増悪するため cough headache とも呼ばれます。また，脊髄機能障害として感覚障害，側彎症，膀胱直腸障害，痙縮がみられます。2 歳以下では脳幹症状や嚥下障害，呼吸障害が主体で致死的経過をとることもあるため緊急対応が必要なことが多々あります。

一方，無症状や頭痛だけの場合は経過観察します（進行停止例や自然緩解例もあります）。脊髄空洞症が進行する例では，大後頭孔部減圧術を行うのが一般的で予後は良好ですが，脊髄空洞症による左右差のある解離性感覚障害（表在感覚障害のみで深部感覚は保持）は残存することが多く，継続的な内服治療を必要とする例もあります。クシャミで増悪する頭痛は他にも症例 10 の「特発性低頭蓋内圧性頭痛」がありますが，特徴的な坐位や立位で増悪し，臥位で軽快という変化がなければ，頻度的には稀ですが Chiari 奇形も頭の片隅に入れるべきです。しかし，臨床では忘れがちな病気ですから，「診療放射技師の力」が発揮される代表的な疾患です！

文　献

1) Sacco S, Merki-Feld GS, Ægidius KL, et al.：Hormonal contraceptives and risk of ischemic stroke in women with migraine：a consensus statement from the European Headache Federation（EHF）and the European Society of Contraception and Reproductive Health（ESC）. J headache Pain：18, p1-32, 2017

PART 2

頭痛の
クリニカル・パール

Chapter 5

意外な頭痛

丹羽　潔

1. 遺伝

片頭痛は，何よりも遺伝性の高い病気です。片親が片頭痛ならばそのお子さんは最低でも50％以上の確率，両親ともに片頭痛の場合は85％以上の確率でお子さんに遺伝します。特に母系遺伝といって，お婆ちゃまからお母さん，お母さんから娘さんへ遺伝しやすいのです。遺伝には遺伝素因だけで発症する単一遺伝と，遺伝素因に環境要因が加わって発症する多因子遺伝があり，片頭痛は多因子遺伝の代表格です。

他の頭痛には遺伝性はありませんが，くも膜下出血や脳動脈瘤も遺伝性が高く，一親等以内では，男性で2.0倍，女性で2.1倍もくも膜下出血になりやすいのです。

2. 食べ物・飲み物（二日酔い）

「摂りすぎると片頭痛を起こしてしまう食べ物」があるのをご存じでしょうか？　その代名詞というべきものに赤ワインがあります。赤ワインは，マロラクティック発酵という乳酸菌を利用してリンゴ酸を乳酸に変えてワインの味をまろやかにする手法を用いており，このマロラクティック発酵させるワインの製造過程でヒスタミンを多く含むようになります。そのため，ヒスタミンを多く含んだ赤ワインは白ワインよりも酔いやすくなります。また，ワインの飲み頃温度はスパークリングワインやデザートワインでは2～5℃，白ワインは6～9℃，赤ワインは14～16℃といわれており，より体温に近い赤ワインは胃腸からの吸収が早く，血管拡張も早く生じます。この赤ワインのように，私たちが口にするものの中には片頭痛を引き起こす成分を含む意外な食べ物がありますのでご注意ください。

❶ ポリフェノール

ポリフェノールには血管拡張作用があり，赤ワイン，チョコレート，オリーブオイルに多く含まれます。もちろん，抗酸化作用が強く，活性酸素などの有害な物質を無害にする作用もありますが，片頭痛の人は多量に摂取するのは避けましょう。

❷ チラミン

チラミンは一時的に血管を収縮させますが，その効果が切れた後に反動で血管が拡張します。たまねぎ，チーズやキムチなどの発酵食品，チョコレート，柑橘類，レバー，ワイン，ビール，燻製などに多く含まれます。チョコレートはカカオの含有率が高いほど，チラミンが多いので，高級チョコを食べすぎてはダメです！

❸ グルタミン酸ナトリウム（MSG）

うま味調味料で有名な某商品や昆布，カップ麺やスナック菓子，チーズ，たまねぎに多く含まれ，血管拡張作用があります。グルタミン酸ナトリウム（monosodium glutamate：MSG）を摂り過ぎて生じる Chinese Restaurant Syndrome（中華料理店症候群）は頭痛，顔面紅潮，発汗，顔面や唇の圧迫感などの症状から構成される症候群で有名です。片頭痛持ちの人は，中華料理，つまりは MSG 摂取前にビタミン B6 の摂取をお勧めします。他のうま味成分であるイノシン酸（カツオだし，煮干しだし），グアニル酸（シイタケだし）は頭痛には関係がありません。

片頭痛の人に良い油と悪い油にはどんなものがあるのでしょうか？　油，つまりは脂肪酸を意味するのですが，植物油の中にも「良い植物油」と「悪い植物油」があります。

「良い油」はオメガ 3 という不飽和脂肪酸を多く含む亜麻仁油，しそ油，オメガ 9 脂肪酸を多く含むエゴマ油，キャノーラ油があります。オリーブオイル，当然，エクストラバージンオイルもオメガ 9 脂肪酸を多く含んでいるのですが，ポリフェノールも多く，片頭痛の人に良いとは言えなくなります。

オメガ 3 脂肪酸は α-リノレン酸から EPA や DHA に体内で変化して，記憶力や学習能力を高め，動脈の弾力性を保ちます。片頭痛の発症には「酸化ストレス」，つまり活性酸素産生系とその消去系のバランスが崩れ，活性酸素が過剰に産生された状態が関わります。「酸化ストレス」は長年の生活環境やストレス，食事が関係しており，ここに「悪い油」が強く関与するのです。

「悪い油」は，サラダ油などの植物油やマーガリン，ショートニングです。飽和脂肪酸であるバター，ラード，オメガ6脂肪酸を多く含む不飽和脂肪酸の大豆油，コーン油，べに花油，サラダ油，ゴマ油，そしてマヨネーズもダメです。

不飽和脂肪酸でも，工業的に精製・加工される過程で副産物として生成されるトランス脂肪酸を含む油は最悪です。マーガリン，ショートニング，ポテトチップス，コーヒー用のクリームなどは，悪玉コレステロールを増やして善玉コレステロールを減らし，癌のリスクを上げることも立証されています。悪玉コレステロールの元凶，オメガ6脂肪酸はリノール酸が多いため，全身の血管内がベタベタになってしまいます。

❹ 亜硝酸ナトリウム

今では滅多にお目にかかりませんが，昔懐かしのハム，サラミ，ソーセージなどは発色を良くするために亜硝酸ナトリウムが使用されており，強い血管拡張作用があります。

❺ フェニルエチルアミン

赤ワインに多く含まれ，血管拡張作用があります。

乳製品はアルコールの吸収スピードを遅らせ酔いを抑えることができるため，ワインとチーズという組み合わせがよくあります。酔いづらいですが，ポリフェノール＋フェニルエチルアミン＋チラミンで片頭痛が容易に発症しますのでご注意を！

❻ アスパルテーム

ノンカロリーシュガーとして幅広く，ノンカロリー飲料や砂糖代用品に使用されており，強い血管拡張作用があります。

❼ アルコール

アルコール飲料全般も，血管拡張作用に加え，そこに含まれるヒスタミンが片頭痛を引き起こしやすいため，注意して下さい。

二日酔いは，アルコール分解産物のアセトアルデヒトにより脳血管が拡張し，プロスタグランジンが上昇し，さらに脳血管が拡張するために起こる現象です。ちなみに日本酒2合だと6～7時間，3合だと9～10時間で体内のアルコールがゼロになります。また，「お酒が弱い」とはアセトアルデヒトを水と酢酸に分解する「脱水素酵素」が少ない体質で，鍛えてもダメです。

3. セックス

日本では少しタブー的，しかし，とても大切な頭痛について説明します。その名も「性行為に伴う一次性頭痛」というものです。男女比は，3：1と圧倒的に男性に多い病気です。

当たり前ですが，これは性行為中にのみ起こる頭痛で，オルガスム直前かオルガスムに伴って突然，頭が割れるように痛くなる頭痛なのです。男性に起きやすく，頭の両側が痛くなることが多く，1分で消失することもあれば長いと性行為を中断しても24時間も続くことがあります。

でも，考えてみて下さい。大好きな婚約者と……，結婚1年目なのに，今まで通常の性行為が夫婦間であったにもかかわらず，突然，性行為がなくなったら……浮気！　えっ，婚約解消……，離婚などと洒落になりません。タブーではなく，本当に深刻な問題の人もいらっしゃるのでないでしょうか？

誰にも相談できず，逆に笑われたり。恥ずかしいことではありませんので，まずはパートナーに話しましょう。

その上で，頭痛専門医の診断，そして，「性行為に伴う一次性頭痛」と診断がつけば，きちんとした予防薬やまた，性交1～2時間前に服薬して頭痛発作を抑える薬もあります。

誰にも相談しないで自分一人で抱え込んで，大切なパートナーまでも傷つけないようにして下さい。

4. 妊娠

妊娠することにより卵胞ホルモンであるエストロゲンが安定し，片頭痛発作はなくなります。

しかし，妊娠中に怖い頭痛が起きることもあります。

❶ 脳卒中

脳出血，くも膜下出血，脳梗塞などに分類されます。脳の血管が破れたり，詰まったりする病気で，頭痛や嘔吐，けいれん，意識障害などの症状がみられます。特に脳出血は，ママの命を奪う確率の高い病気です。これらの病気は，妊娠後期から産褥期（出産後6～8週間）に起こりやすく，出産中に起こるケースもあります。

❷ 妊娠高血圧症候群

妊娠20週から産後12週までの期間に高血圧がみられる場合を妊娠高血圧症候群といいます。高血圧によって頭痛が起こる場合があり，さらに重症化すると子癇や脳出血などの命に関わる病気を招く恐れがあります。

❸ 子癇

妊娠高血圧症候群によって血圧が高くなることで，脳が一時的にむくんだ状態です。意識を失ったり，けいれんを起こしたりする症状がみられ，特に出産時や産褥期に起こるケースが多いです。

5. 運動

正式には「一次性運動時頭痛」と言い，俗称，「ウェイトリフター頭痛」とも言います。激しい運動中，または運動後にのみ頭痛が起きますが，48時間未満の持続で自然に治ります。

治療法，対処法として最大の75％程度の運動量にすること，運動開始1時間前にインドメタシンを服用すると通常は頭痛が起こりません。インドメタシンだけで抑えられない場合は予防療法が必要です。

6. 熱中症

熱中症が起き始めるのは5月位からで，高温・多湿・風のない場所で起こりやすくなります。熱中症とは，体温を調整する機能がコントロールを失い，体温がガンガン上昇してしまう機能障害のことです。

熱中症は，以前は症状で4分類（熱けいれん・熱失神・熱疲労・熱射病）されていましたが，現在では日本神経救急学会の熱中症に関する委員会により3段階に改訂されています。

なんと頭痛や吐き気は中等度以上の熱中症でないと起きないのです。暑い日，長時間外にいたり運動をしたりすると頭が痛くなった，という話をよく耳にしますが，これは放っておいてはいけない熱中症になりかけているということです。熱中症による頭痛の治し方は，基本的には熱中症対策と同じで，体を冷やして体温を下げたり，こまめに水分補給して脱水症状を軽くすることが重要です。

熱中症による頭痛の6つの予防法・解消法についてご紹介します。

❶ 水分補給

頭痛は体の水分が不足することが原因で起こっていることが多いので，普段から野菜や果物など，水分の多いものを積極的に摂取しましょう。コーヒーなどカフェインを含むものやアルコールなどは利尿作用があり，脱水を起こしやすいのでNGです。ポイントは，「のどが渇いたな」と感じる前に水分を摂ることです。

水分摂取のスピードまで気にする人がいますが，体内への最大水分吸収量は20ml/分，つまり1200ml/時であり，最大発汗量である2000ml/時には全く歯が立ちませんので，十二分の水分・塩分を摂っていたとしても，発汗量を低下させるための休息時間は必要不可欠となります。

スポーツドリンクは，全般的に砂糖が多すぎるので，自分専用の熱中症予防ドリンクを持ち歩くこともお勧めです。500mlペットボトルの水に塩小さじ1/4程度，砂糖大さじ2杯の程度の割合で，お好みに合わせてスッキリするフレイバーを入れても良いと思います。大切なポイントは発汗で失われる塩分（特にナトリウム）を入れることです。

また，本当に頭痛が強くなってしまってから水分を補給しても，なかなか痛みは消えません。頭痛を何度か経験したことのある人は分かると思いますが，頭が痛くなるとき，ピリピリしびれるような前ぶれを感じたことはありませんか？　その段階でこまめに水分補給することで，本格的な頭痛を避けることができます。

❷ 動く前に準備運動

暑いときに急に体を動かすと，脳の血管が拡張して頭が痛くなりやすくなります。熱中症は，身体が暑さに慣れていないことで起こるので，暑さに慣れるように1日30分程度のウォーキングをするなど，暑さに対抗できる体づくりをしておくと良いでしょう。それが無理でも，外回りや外出前は1～2分間程度でも良いので，室内での階段の上り下りやストレッチングをしておくだけでも効き目があります。

運動や仕事で外回りを始める30分前に，250～500mlの水分を何回かにわけて飲んでおく，運動中・外出中は20～30分ごとに一口程度でも良いので水分を摂取することも大切です。一度頭が痛くなると，途中で休んでもなかなか簡単に回復することはありません。大切なのは，頭痛になるのを予防することです。

❸ 急な温度変化を避ける

空調設備の整っている日本では，室内と外気の温度差が激しいことが多く，これが実は問題で，暑い・寒いを短時間に繰り返すことは想像以上に体力を消耗します。冷房の効いた室内から炎天下の屋外に出ると，すぐに頭が痛くなります。逆に暑い屋外から冷房の効いた室内に入ったときも同様のことが起き，体が急な温度変化に付いていけなくなっている結果です。夏場でも必ず1枚上に羽織るものを持ち歩き，冷房の効いた室内に入る時には体が急に冷えるのを避けるようにしてください。

❹ 首筋を冷やす

熱中症による頭痛を起こした時には，まず冷たいタオルなどで首筋を冷やしてください。首筋を冷やすことで体全体がすばやく冷えていくので，最も効果的です。

外出時は，冷たい缶コーヒー（利尿効果は良くありませんが，カフェインが血管を収縮します），できれば砂糖入りの缶コーヒー（アスパルテームという人口甘味添加物は脳の血管を拡張するのでNG）を2本購入して，左右の首筋に当てます。それにより脳の血管拡張の元になる首の太い動脈・頸動脈の拡張を抑えられます。少し頭痛がおさまった時点で，缶コーヒーを飲むと良いですよ。

❺ 空腹を避ける

空腹は，梅雨だけではなく，どのような時でも頭痛を起こしやすくなります。頭痛の時に食事をするのは辛いことかもしれません。こってりしたものだと気持ち悪くなってしまう可能性があるので，あっさりした，体を温めるものがおすすめです。熱中症を起こしやすい人は夏場に外出する時，できるだけ空腹を避けるようにしましょう。

❻ 衣類をゆるめる

体が窮屈な状態では脳圧が上がって頭痛が起こります。リラックス状態で脳圧が下がるように衣服のボタンやベルトをゆるめます。靴や靴下も熱がこもるので脱がします。可能であれば，上に着ているズボンやシャツも脱がした方が良いです。その際，外ならば直射日光が当たらないように，室内ならば部屋を暗くするようにしましょう。

7. アイスクリーム

カキ氷やアイスクリームを食べて頭がキーン，皆さんも経験があると思います。「アイスクリーム頭痛」と呼ばれるもので，メカニズムは未だにはっきりしてはいませんが，簡単にいえば脳の勘違いで怖いものではありません。

恐らくは「情報伝達の誤作動」，つまり，冷たいという刺激は三叉神経という片頭痛に関わる神経を通じて脳に伝わるのですが，一気に冷たいものを食べると喉にも張り巡らされている三叉神経が「痛み」として，それも刺激があった場所を喉ではなく，頭として伝えてしまった結果の頭痛です。そして，急激に冷えた口の中の温度を戻そうとして，頭の血流を増やそうと脳血管が拡張して反応性に起こる頭痛，この2つの現象が同時に起きると考えられています。あのキーン！　は頭に悪さしないとわかっていても嫌なものですよね。

8. ポニーテール

ICHD-3で正式には「頭蓋外からの牽引による頭痛」として掲載されています。特徴はポニーテールをしているときだけ頭痛が起きる，ポニーテール部分が一番痛い，ポニーテールをやめると1時間以内に頭痛も消失することです。

9. 脱水

水分補給により，多くの人が片頭痛の回数・時間ともに少なくなる報告があります。理由は定かではありませんが，脳の脱水が片頭痛の引き金になる脳幹に何らかの影響を与えているのかもしれません。

イスラム教では，有名なラマダーンという1ヵ月間の断食習慣がありますが，当然，絶食ではなく，日没から日の出までに1日分の食事，大麦粥ややぎのミルクを摂取しますが，どうしても脱水はさけられません。イスラム圏ではこの時期に頭痛が増えることが報告されており[1]，1日に1L以上の水を摂取することで片頭痛の発作が軽減したともあります。

10. 飛行機

飛行機搭乗により起こり，着陸後は頭痛が消失します。

通常は片側で目の奥からおでこにかけて起こりますが，片頭痛持ちの人が良く経験されます。頭痛は離陸後飛行機が上昇する時，もしくは着陸する前の下降時に一致して悪くなります。飛行機が上昇または下降した後，30分以内に自然に良くなることが多いのも特徴です。片頭痛を持っていない飛行機頭痛の人の85%以上は着陸態勢中に起こります。

この飛行機頭痛は片頭痛持ちで台風や気圧の変化に敏感な人にも良く起こります。東京在住の人で，台風がフィリピン沖で発生し，沖縄や奄美大島に台風がいる時に片頭痛発作が起きる低気圧型の人は飛行機の離陸時に頭痛が起きます。

逆に台風が東京直撃後，東北方面に抜けていく際に片頭痛発作が起きる気圧上昇型の人は飛行機の着陸時に頭痛が起きます（東京直撃時は気圧が安定しているので片頭痛発作は起きません）。

11. 梅雨

春が終わり夏に差し掛かると梅雨が始まります。これは，温暖前線と寒冷前線が停滞するために起こり，気圧はとても低くなります。

気圧や湿度，温度と片頭痛の関係に関しては，今までもたくさんの報告があり，低気圧＞高湿度＞高温の順序で片頭痛に影響を及ぼすと考えられてきました。

ところが，2019年にハーバード大学（ボストン）から，さまざまな外的要因（気圧，湿度，温度，PM2.5，オゾン，一酸化炭素，二酸化窒素など）により片頭痛にどのような影響かあるのかという詳細な報告がなされました[2)]。

報告によれば，片頭痛に影響を及ぼす要因としては，高湿度＞低気圧＞高温で，それもボストンの4～9月の暖かい気候（東京の3～10月）という条件下でのみ当てはまり，冬の湿度や気圧は片頭痛に関与していませんでした。寒い時期の雨などは片頭痛の誘発因子にならないということです。それでは，高湿度は何％以上だと片頭痛患者さんにとって悪影響を及ぼすのでしょうか？　残念ながら，何％以上から悪影響という具体的な報告はなく，湿度が高ければ高いほど，悪影響を及ぼすという報告しかありませんでした。

気圧変動に関しては，片頭痛発作は通常の平均気圧である 1013hPa（ヘクトパスカル）から下がれば下がるほど生じやすくなるというわけではなく，「気圧が 5hPa 以上低下する前日に片頭痛が悪化」して，「5hPa 以上高くなる 2 日前に片頭痛が改善」するとされています。

仮に東京にいたとして，南西から台風が近づいてきた場合，「1 日前に 5hPa 以上低下」している地域は九州や沖縄あたりと推測され，そのあたりに台風が上陸した時に，東京在住の人は片頭痛が起こってしまうのです。気圧が 5hPa 下がる環境は，標高が 50 メートル上がる（高層マンション 12 〜 13 階に相当），高速道路でトンネル内に進入した時（最大で 15hPa 下がることもあるようです）などが当てはまりますので，高速道路で何回もトンネルに出入りしていると片頭痛が起こることがあります。

急激な気圧低下では，外から押さえる圧力が少なくなり，身体は膨張する傾向にあります。飛行機の中や高い山頂でポテトチップの袋がパンパンに膨れたところを見たことがあると思います。この膨張しようとする変化に対して脳の視床下部にある交感神経が活発になり，身体が敏感になって神経痛（後頭神経痛など）を起こしたり，痛みを感じる神経を刺激するようになるのです。また，低気圧では空気中の酸素濃度が低くなり，「息苦しい」と感じなくても血液中の酸素の量は低下するため，酸素がたくさん必要となり脳の血管は拡張します。この結果，血管痛が起きたり，神経を圧迫して片頭痛が生じるのです。

ちなみに，梅雨は温暖前線と寒冷前線が停滞するために起こるとされています。この 2 つの前線により気圧はとても低くなるのですが，急激な気圧低下ではなく持続的な気圧低下であり，梅雨時期の片頭痛発作は気圧変化よりも，ジメジメした高湿度の方がずっと悪影響ということになります。しかし，stay home の環境下では，除湿機やエアコンのドライモードを使えば対処できます。梅雨時期の平均湿度が 75 〜 80％位ですので，快適に感じる湿度 40 〜 60％を 1 つの目安としてみて下さい。湿度の高い梅雨時期に起こる頭痛は，脳の血管拡張が原因となる片頭痛と後頭神経痛なのです。コロナ禍ではそこにマスク頭痛も加わるので大変です。

❶ 食生活に気をつける！

空腹になると血糖値が下がり，片頭痛が起こりやすくなります。ジメジメとした梅雨時期は食欲がなくなることもありますが，しっかりと三度の食事を摂りましょう。朝が憂うつでも，何も食べないのはわざわざ片頭痛を起こすようなもの。キャラメル１つ，ハニーミルク１杯でも，必ず糖分を摂って下さい。梅雨の時期の湿気によるトラブルを東洋医学では「湿邪《しつじゃ》」と呼んでいます。湿邪とは，「余分な水分」による様々な症状のことを表し，その余分な水分を身体に溜め込みやすい体質の人も頭痛を引き起こしやすいとされています。湿邪防止のため，利水・利尿食材としての豆類（大豆，あずき，えんどう豆，枝豆など），ウリ類（きゅうり，すいかなど），香味野菜（みょうが，パクチー，大葉など），とうもろこし，海藻類を摂取するようにしましょう。

❷ 身体が冷えないようにする！

身体の冷えは頭痛の大敵です。湿度や気温が上がり，ついクーラーをガンガンとつけてしまう時期ですが，このクーラーが頭痛の原因になる場合もあります。低気圧では血圧も少し下がる傾向にあります。血圧低下で体の血液循環が悪いところに，クーラーにより身体が冷えすぎ，首や肩のコリを引き起こすことにより緊張型頭痛（肩コリ頭痛）を誘発するのです。湿度が高くジメジメとして気分が悪い時は，クーラーをドライモードにしたり，近くに除湿器を置くなどして対処すると良いでしょう。

❸ 規則正しい生活を心がける！

睡眠不足や寝過ぎは，生活のリズムを乱れさせますし，片頭痛を起こす原因にもなります。6時間未満，9時間以上は片頭痛を若起する誘因となるので，毎日，最低6時間の睡眠時間を心がけて下さい。また，休みの日もダラダラと寝るのではなく，いつも通りの時間に起きるようにし，着替えをして，少しの時間でもお出かけをすると良いでしょう。外出するという行為が交感神経を緊張させ，頭痛の予防にもなるのです。さらに，疲れやストレスがたまらないよう発散をすることが大切です。アルコールなどの過剰摂取は控え，運動不足にならないように適度に運動することも心がけると，より頭痛を防ぐことができるでしょう。

12. 地震

「地震予知型頭痛」といって，地震大国である日本のみならず，欧米でも報告があります。地震発生の48時間以内に頭痛発作が増え，頭痛持ちではない健常人でも起こることがあります。

パターンとしては，普段とは異なる頭痛で，痛みが強くなったり，頻度が増すことが多く，通常，効果がある鎮痛薬が効きにくくなります。

地殻変動により地震前から大気プラスイオンが増え，それにより脳内セロトニンが低下することが原因と推測されており，脳内セロトニン低下が片頭痛の主たる原因と考えられています[3)]。

大気イオン，特にプラスイオンが地震前に増えることにより，動物たちの変わった行動が起こることは立証されており，プラスイオンもマイナスイオンも脳内セロトニンを低下させることが証明されています[3)]。

13. 睡眠

「睡眠時頭痛」と言われ，睡眠中にのみ起こり，覚醒の原因となります。ビックリするほど，毎日，正確に同じ時刻に起こるため，通称，「目覚まし時計頭痛」とも言われます。10日/月以上，3ヵ月を超えて起こりますが，10年以上持続するいうことも……あります。覚醒後に15分～4時間持続することがありますが，通常は1～2時間の頭痛発作です。自律神経症状はなく，落ち着きのなさなども認めません。

睡眠中に起こり，覚醒を引き起こす他の頭痛，特に睡眠時無呼吸，夜間の高血圧，薬物乱用頭痛，群発頭痛の除外が診断には必要になります。

この「目覚まし時計頭痛」が低血糖に関係していると多数の報告がありましたが，低血糖による片頭痛はいつも同じ時刻に起きる訳ではなく，日中でも空腹になると頭痛が起きてしまうことがあります。諸説ありますが，脳内の糖分が不十分になると脳血流を増やして，脳血管を拡張して糖分を維持する，もしくは脳内の糖分を維持するため，アドレナリンなどのホルモンが分泌され，体脂肪が分解されて遊離脂肪酸が血液中に放出されて濃度が高まります。そして，この遊離脂肪酸が，脳血管壁を傷つけ，活性酸素を発生させる頭痛が起きるのです。小さなお子さんであれば寝る前にハニーミルクやキャラメルを摂ったり，大人の女性は無理なダイエットをやめれば治ります。

「目覚まし時計頭痛」のメカニズムは不明ですが，どうやら，生体リズムと関係がありそうです。人間は浅い（レム）睡眠と深い（ノンレム）睡眠を2時間おきに繰り返しています。可能性として，レム期には脳が活発に活動しているため脳血流が増えます。そのため，生体リズムがある時間を刻むと血管を拡張する働きが自動的に起き，また，脳血流増加により過剰な活性酸素が発生して頭痛が起こると考えられています。

治療は，寝る直前のコーヒー摂取や，睡眠中の脳の状態をコントロールするメラトニンというホルモンの働きを良くするロゼレム®の内服ですが，ロゼレム®はすぐに効かないので就寝前2～4時間前には服用するようにして下さい。メラトニンというホルモンは，脳の松果体というところから分泌されるホルモンで，深部体温を下げる，副交感神経を優位にして気持ちを落ち着かせる，呼吸・脈拍・血圧を低くする作用を持っています。

14. 肥満

片頭痛の人は比較的スレンダーな人が多い印象がありますが，頭痛が慢性化するリスクの1つに肥満があげられています。

その理由として，肥満による睡眠時無呼吸があげられます。

アメリカの研究では，肥満の子どもは頭痛になりやすく，頭痛持ちの若者にダイエットをしてもらったところ，体重減少とともに頭痛が軽減したという報告もあります。肥満は健康面だけではなく，労働力の低下を引き起こす要因として公衆衛生における重要課題になっています。

日本ではBMI≧25を肥満と定義しますが，アメリカ人はBMI≧30を肥満と定義付け，18歳以上の4,700名の男女で片頭痛との関連に対する研究が2013年に行われています。その結果，BMI≧30の肥満では1.85倍，片頭痛になる確率が高くなるという結果でした。BMI≧30という基準にも問題があるような……。

今まで頭痛を経験されたことがない人が，更年期になり，閉経後から頭痛が起きる場合は，更年期障害による頭痛でしょうから，ホルモン補充療法はある程度効果が期待できます。しかし，片頭痛がたとえ1回/年程度しかない人でも，ホルモン補充療法は片頭痛発作・頻発の大きな要因の1つになることがあるため注意が必要です。

閉経後の女性は，肥満傾向が高くなります。その原因としては，女性ホルモンであるエストロゲンの急激な低下があげられます。片頭痛はエストロゲンの急激な低下時，つまり，排卵時期，月経時期に多く認められます。そのエストロゲンがほとんど出なくなる閉経後では，当然，エストロゲンの急激な乱高下がなくなる訳ですから，片頭痛発作は格段に減ることになります。

しかし，肥満は片頭痛を増悪させる因子であるので，相殺かと思いきや，閉経後の人は体型変化に関係なく，片頭痛発作が減っているように思えます。一方，肥満や運動能力低下により，肩コリや首コリは強くなり，緊張型頭痛は悪くなる傾向があります。

お若い時の体型を目指し過ぎると，ストレスが急加速して，体重は減っても片頭痛は急増します。逆に，「もう，オバサンだから……」の人は，ストレスの解放により片頭痛は減らず，どんどん太って，さらに運動をしなくなり緊張型頭痛も増えて，頭痛の症状全体としては悪くなります。

結局，閉経後に太り始めて，焦って若かりし頃を思い出して運動をして，疲れて美味しいものを食べて，また焦る。で，また，運動して……という適度のストレスが，運動による緊張型頭痛の軽減にも繋がって一番良いのではないでしょうか？

年齢に伴う美しさは若かりし頃があってですし，「継続は力なり」です。

文 献

1）Abu-Salameh I, Plankht Y, Ifergane G.：Migraine exacerbation during Ramadan fasting. J Headache Pain：11（6）, p513-517, 2010
2）Li W, Bertisch SM, Mostofsky, E, et al.：Weather, ambient air pollution, and risk of migraine headache onset among patients with migraine. Environ Int：132, p105100, 2019
3）Morton LL.：Headaches prior to earthquakes. Int J Biometeorol：32（2）, p147-148, 1988

Chapter 6

頭痛のケア，最新情報

丹羽　潔

1. 頭痛薬

トリプタンって何？　とおっしゃる人もいると思います。でも，イミグラン®，マクサルト®，レルパックス®，ゾーミッグ®，アマージ®と聞けば，片頭痛持ちの人には馴染みのある薬ではないでしょうか？

世界には8種類，日本では上記5種類のトリプタン系薬剤が使用可能です。このトリプタン系薬剤は，セロトニンの1_B受容体（血管を収縮）と1_D受容体（炎症を抑制）を賦活して1990年に世界で初めてイミグラン®の皮下注射薬および錠剤がニュージーランドで承認され，日本でも2001年から使用が可能となり，片頭痛治療薬としては画期的な治療法で世界中の頭痛専門医に衝撃を与えました。ただ，人によっては，動悸やめまい，吐き気，眠気，倦怠感，体の痛みなどの副作用が出ることがあります。また，飲み始めに，胸やノドのつかえ感・圧迫感を生じることも良くあります。

片頭痛は，色々な機序が考えられていますが，最終的には脳内の血管が拡張して痛みが強くなります。トリプタン系薬剤は痛くなり始めに服用しないと効きが悪いという欠点もあります。当然，血管を収縮させる薬のため，狭心症や心筋梗塞を患われた人は使用できません。トリプタン系薬剤の飲み始めに，胸やノドのつかえ感・圧迫感を感じるのも，食道や咽喉などに循環している血管が収縮するためと考えられています。

また，残念ながらnon-responderといって，トリプタン系薬剤が全く効かない片頭痛持ちの人もいます。トリプタン系薬剤を含め頓挫薬は痛くなってから少しでも早く良くする薬で，統計によれば50%の確率で恩恵を受けることができていました。ということは，逆に副作用の問題もありますが50％の人は効果がなく頭痛を我慢していたことになります。

そのような人に朗報です。1つはセロトニンの1_F受容体を賦活するラスミジタンというDitan系薬剤でめまいや眠気などの副作用はあるものの，狭心症や心筋梗塞を患われた人にも使用可能でトリプタン系薬剤non-responderにも期待が持てる急性期治療薬です。

現在，世界中で片頭痛の治療と言えば，痛い時に服用する頓挫薬（急性期治療薬）としてのアセトアミノフェン（カロナール®やタイレノール®），非ステロイド系消炎鎮痛薬（OTC製剤，ロキソニン®，ボルタレン®，ブルフェン®など），エルゴタミン製剤（クリアミン®など），トリプタン系薬剤（イミグラン®，ゾーミッグ®，マクサルト®，レルパックス®，アマージ®）と予防薬，つまりは片頭痛発作を起こしにくくする薬剤があります。2021年10月15日に改定された『頭痛の診療ガイドライン2021』[1]では，現在日本で使用不可能なものも含めて，トリプタン系薬剤はイミグラン®，マクサルト®，レルパックス®，ゾーミッグ®，アマージ®，Almotriptan，Frovatriptanが，Ditan系薬剤としてLasmiditanが，GepantとしてUbrogepant，Rimegepant（後述）が掲載されています。

①発作回数が2回/月以上もしくは6日/月以上
②日常生活に支障が出るくらい片頭痛発作が強い
③トリプタン系薬剤やOTC製剤などの急性期治療薬が効かない，もしくは使用できない
④薬物乱用頭痛になってしまっている
⑤重大な神経障害を起こし得る特殊な片頭痛（片麻痺性片頭痛，脳幹性前兆を伴う片頭痛，片頭痛性脳梗塞など）

片頭痛の予防療法は，上記のいずれかが当てはまる人が適応となります。ゴールは，以前と比べて頻度や痛みの程度を50％以下にすることです。

現在までに片頭痛予防薬として効果が認められている薬剤（日本での保険適応の有無は考えない）として，β遮断薬であるプロプラノロール®，カルシウム拮抗薬であるミグシス®やワソラン®，抗てんかん薬であるセレニカR®，デパケン®やトピナ®，抗うつ薬であるトリプタノール®など多数ありますが，どの薬剤を最初に使うかは米国や欧州，台湾などですべて異なって

おり，また，驚くことに詳細な作用機序も分かっていないのです。

そこに登場したのが抗カルシトニン遺伝子関連ペプチド（calcitonin gene-related peptide：CGRP）製剤です。生理やストレス，食べ物，天候の変化など片頭痛誘発因子の情報はまず脳の視床に伝えられます。するとそのすぐ下にある視床下部が反応し，セロトニンを減少させます。セロトニンが減ると，三叉神経がコントロールから外れて興奮し，CGRPという血管拡張物質を放出します。これによって血管が拡張すると，炎症を起こす物質が周辺の組織に浸み出し，痛みを引き起こします。これが片頭痛のメカニズムです。このCGRPを予防的に抑え込むか，CGRPが出てきてしまったら拮抗薬でやっつけられれば，片頭痛の辛い痛みから解放されるのです。

CGRPが神経に作用できなくなるようにする抗CGRP受容体抗体（Erenumab：アイモビーグ®皮下注70mgペン〔以下，アイモビーグ®〕という商品名で米・アムジェン株式会社が申請し，2021/6/23に承認され，2021/8/12より使用可能になりました。4週に1回70mgを皮下注射します）とCGRP自体の効果をなくす3種類の抗CGRP抗体（Galcanezumab：エムガルティ®皮下注120mgオートインジェクター，エムガルティ®皮下注120mgシリンジ〔以下,エムガルティ®〕という商品名で日本イーライリリー株式会社と第一三共株式会社から申請して2021/1/22に承認され2021/4/26から使用可能に,Fremanezumab：アジョビ®皮下注225mgシリンジ〔以下，アジョビ®〕という商品名で大塚製薬株式会社が申請し，2021/6/23に承認され，2021/8/30より使用可能になりました。4週に1回225mgもしくは12週に1回675mgを皮下注射します。さらにデンマーク・ルンドベック社のEptinezumab：治験進行中）があります。

合計4種類の予防薬はEptinezumabのみ30分以上かけての静脈注射で，他の3種類は1回/月もしくは1回/3ヵ月の皮下注射で非常に効果が高く，この5年間で片頭痛治療が変わるとまで専門家の間では考えられている薬剤なのです。

簡単に言えば，今までの予防薬よりも効き，薬物乱用状態になっている人を離脱させ得る可能性を併せ持ち，尚かつ，どのようなタイプの片頭痛にでも効いてしまうという新薬ということです。幸いにも血管を収縮させる薬剤ではないので，狭心症や心筋梗塞の人でも使用可能な薬となります。トリプタンの副作用が強い人や non-responder の人にも効果が期待できます。

この中でエムガルティ®，アイモビーグ®，アジョビ®が現在日本で使用可能ですが，やはりメリットとデメリットがあります。

まずはメリットですが，モノクローナル抗体で分子量が大きいため，脳や肝臓，腎臓には入らず副作用がほとんどないという点です。その他，エムガルティ®には皮下注 120mg オートインジェクターと皮下注 120mg シリンジがあり，月に 1 回だけ皮下注射（3 剤とも腹部か大腿部，上腕部に皮下注射可能で，エムガルティ®だけ臀部への皮下注射が認可されています）すれば良いという点でしょう。初回だけ 240mg のため，2 本打つ必要がありますが……。2022/4 以降はオートインジェクターによる自己注射が承認される可能性がありますが，現状では 3 剤とも自己注射は認可されていません。エムガルティ®とアイモビーグ®は 1 本 1cc（アジョビ®のみ 1 本 1.5cc）ですので，皮下注射される量としてはインフルエンザ予防接種の 2 倍位（アジョビ®は 3 倍）の量です。アイモビーグ®は 4 週に 1 回の皮下注射ですが，アジョビ®は 12 週に 1 回の皮下注射（4.5cc の皮下注射となり，3 本連続で違う部位に皮下注射する必要があります）も可能です。エムガルティ®のようなローディングドーズとしての初回 2 倍量接種が必要ないのはアイモビーグ®とアジョビ®の利点です。ちなみに著者（丹羽）の友人である 10 数名の米国脳神経内科医は全員，アジョビ®は 4 週に 1 回の皮下注射を選択しており，また，2019 年に行われた米国脳神経内科医に対する調査では大多数の患者が毎月の投与を希望していました。友人いわく（頭痛専門医ならば誰でも考えます）ですが，気圧変動や湿気·高温が多大に影響する 6 ～ 8 月と，気圧が一定化し空気が乾燥する 12 ～ 2 月では絶対と言って良いほど，片頭痛発作回数が変わるので，4 週に 1 回を選択する訳です。

エムガルティ®が発売されるまでに，たくさんの臨床試験が行われてきました。その中でも 495 名の日本人，反復性片頭痛患者を対象にした国内第Ⅱ相試験（CGAN 試験）では，6 ヵ月の試験期間中，1 ヵ月間片頭痛発作がゼロになった人は 38.8％も認められ，3 ヵ月以上ゼロになった人は 10.6％もいました。国際共同第Ⅲ相二十盲検比較試験である CGAW 試験（CONQUER 試験）では，過去 10 年間で前述した予防薬 2 ～ 4 種類に効果が認められなかった反復性片頭痛，慢性片頭痛の患者 462 名（日本人 421 名）にも確実な効果が得られたことも大きな特徴の1つと言えます。国内長期投与試験（CGAP試験）では，12ヵ月間のエムガルティ®120mg投与後に予防薬を再開しなくとも4ヵ月間は12ヵ月間の治療中とほぼ同様に片頭痛発作が抑制できていました。つまり，エムガルティ®を12ヵ月間投与後に体質がエムガルティ®投与中のように変わった患者が存在し，長期間に渡り，予防薬を服用せずに過ごせる体質に変化した患者がいるのです。また，臨床治験症例数が少なく日本やEUでは承認されていませんが，Emgality®を300mg/月の皮下注射（3ヵ月までは使用可）することで反復性群発頭痛の発作が軽減でき，米国やUAE，ブラジル，カタール，韓国のみで承認されました。

アイモビーグ®も同様にたくさんの臨床試験が行われており，日本人片頭痛患者261名を対象とした国内第Ⅲ相試験（20170609試験）では，反復性片頭痛，慢性片頭痛ともに投与開始1ヵ月後から，1ヵ月間に片頭痛が起こった日数（Migraine Headache Days：MHD）は約3日間減少しており，アイモビーグ®70mgを継続した4～6ヵ月では3.6日減少し，31.5%の患者ではMHDが半分以下になりました。反復性片頭痛患者955名を対象とした海外第Ⅲ相試験（20120296試験/STRIVE試験）でもアイモビーグ®70mgを継続した4～6ヵ月では3.2日減少し，43.3%の患者ではMHDが半分以下になりました。この試験が終了する13ヵ月後までMHDが半分以下になった患者は61.0%で，MHDがゼロ，つまり片頭痛発作が起こらなかった患者は19.8%もいました。慢性片頭痛患者667名を対象とした海外第Ⅱ相試験（20120295試験）では，アイモビーグ®70mgを継続した3ヵ月間の最後の1ヵ月でMHDは6.64日減少し，39.9%の患者ではMHDが半分以下になりました。その他にも反復性片頭痛患者483名を対象とした海外第Ⅱ相試験（20120178試験）では，試験が終了する16ヵ月後の最終1ヵ月でMHDが半分以下になった患者は64.8%でした。アイモビーグ®は70mgのみ保険適応となりましたが，日本でも行われた治験で70mgから140mgに接種量を増量した患者では，有意差こそ出なかったものの，奏効する患者ではMHDが140mgに増量してから激減もしくはゼロになっていました。また，アイモビーグ®を投与したMOH患者149名ではMHDが50%以上減少した患者は51%，75%以上減少した患者は20%であったという報告[2)]があり，MOHにも奏効すると考えられます。

アジョビ®も反復性片頭痛患者357名を対象とした日韓国際共同第Ⅱb/Ⅲ相試験では，アジョビ®225mgを4週間に1回でも12週間に1回でも投与後1ヵ月後からMHDはほぼ同様に8.6～8.8日から4.6～4.8日に減少しました。反復性片頭痛，慢性片頭痛1,888名を対象とした国際共同第Ⅲ相試験（HALO長期）では反復性片頭痛患者では4週間に1回でも12週間に1回投与でもMHDはほぼ同様に9.1～9.2日から4.1～4.2日に減少し，慢性片頭痛患者でも4週間に1回でも12週間に1回投与で，やはりMHDはほぼ同様に16.4日から8.8～9.9日に減少しました。同試験でLiptonら[3)]は中等症度～重度のうつ病を伴う慢性片頭痛219名に対するアジョビ®の効果と安全性を評価しており，アジョビ®は片頭痛治療への有効性のみならず，併発するうつ病の影響を軽減させると報告しています。

一方，デメリットはやはりコストでしょう！　エムガルティ®は3割負担の人で120mgが13,500円，初回のみ240mgで27,020円，アイモビーグ®とアジョビ®は初回から12,470円（12週に1回のアジョビ®を選択すると37,280円）と結構ビックリするお値段になります。一見，エムガルティ®の方が高額に見えますが，ちょっとしたトリックが存在します。エムガルティ®は1ヵ月に1回の接種ですが，アイモビーグ®とアジョビ®は4週単位で計算します。接種を継続した場合，厳密にはエムガルティ®は1年間に12回の接種（162,000円）ですが，アイモビーグ®とアジョビ®は1年間に13回の接種（162,110円）となるので，どの薬剤が高い安いはないのです。

また，3剤とも冷蔵庫から室温に戻すために30分の時間を要するので待ち時間が多くなります。適応患者や医師にも条件があります。適応患者は，①「前兆のある」もしくは「前兆のない」片頭痛，慢性片頭痛と診断されている，②過去3ヵ月でMHDが平均して1ヵ月に4日以上，③急性期治療を適切に実施しても日常生活に支障もしくは片頭痛発作抑制薬（トリプタン系薬剤やエルゴタミン製剤）の効果が不十分か，継続できないか，副作用のため使用できない時とあります。

医師の条件は初期研修2年後に5年以上の頭痛診療経験，かつ，日本神経学会専門医，日本頭痛学会専門医，日本内科学会総合内科専門医，日本脳神経外科学会専門医のいずれかを有する医師に限定されています。

副作用として，エムガルティ®は注射部位の注射後の痛み，腫れ，しこり，痒みが圧倒的に多く（10 ～ 15%），その他には目立った副作用がありませんでした。アイモビーグ®は注射部位の注射後の痛み，腫れ，しこり，痒みは1.5 ～ 3.7%程度と非常に少なく，咽頭炎や上気道炎が6.7 ～ 14.2%に認められています。アジョビ®は4週間に1回でも12週間に1回でも副作用はほどんど変わらず，注射部位の注射後の痛み，腫れ，しこり，痒みは4 ～ 37%認められていますが，その他には目立った副作用がありませんでした。

ルンドベック社のEptinezumabは他のCGRPを標的とする抗体医薬とは一線を画している可能性があります。効果が速やかに現れ，多くの患者で1ヵ月あたりの片頭痛の日数が75%以上減少することから，このクラスでは最も有効性の高い薬剤と位置付けられるかもしれません。

現状では，どのように3剤を使い分けると良いのでしょうか？　3剤ともTmax（最高血中濃度到達時間）は4 ～ 7日，T1/2は30日前後と差はありません。これらを比較対照したtrialも見当たりません。アイモビーグ®もエムガルティ®も慢性片頭痛に奏効したという報告[4]やアジョビ®からアイモビーグ®，エムガルティ®からアイモビーグ®に，逆にアイモビーグ®からアジョビ®，アイモビーグ®からエムガルティ®に変更した報告[5]はありますが効果差を言及にするには至らず，今後の多数の片頭痛患者の抗CGRP製剤の使用結果が必要であると結論付けていました。ただ，アイモビーグ®のnon-responderではエムガルティ®やアジョビ®に変更することで3分の1の片頭痛患者は30%以上効果があり，12%の片頭痛患者では50%以上奏効したとする報告[6]もあります。また，少数例ながらエムガルティ®のnon-responderでアイモビーグ®に変更することで42%効果があった，non-responderや副作用のために同じ抗CGRP抗体であるアジョビ®からエムガルティ®に変更して36%，逆にエムガルティ®からアジョビ®に変更して27%効果があったとする報告[7]もあります。しかし，これらはあくまでも海外のデータであり，日本でのデータを蓄積する必要があります。1つの目安として，まずは抗CGRP受容体抗体であるアイモビーグ®を使用してnon-responderであればエムガルティ®やアジョビ®に変えてみる，逆に抗CGRP抗体であるエムガルティ®やアジョビ®を使用してnon-responderであればアイモビーグ®に変えてみる，多忙で数ヵ月に一度しか通院できない人はアジョビ®を選択するなど，各薬剤の利点を生かした治療，

non-responderであった時の次の手を残した治療をされるのが望ましいと思います。驚くことにスイスでは，CGRP製剤が投与6ヵ月後に効果がないとしても，1年以内のCGRP製剤の途中変更は保険適応がなく，使い続けるか止めるかしか選択肢がないのですが，いつでも変更可能な日本では躊躇せずにCGRP製剤を使用してはいかがでしょうか。

さらに小分子経口CGRP受容体拮抗薬であるGepantは4種類あり，米・アラガン社のAtogepantが日本でも治験進行中であり，今後，使用可能になると考えられます。注目すべき点として，すでに米国で片頭痛急性期治療薬として承認されたRimegepantは，単回投与で48時間持続する鎮痛作用を認めた患者が多くいたことで，予防への適応拡大が承認されれば，2つの目的，つまりは片頭痛予防薬と片頭痛急性期治療薬の両面から使用できる唯一の経口片頭痛治療薬として独自のポジショニングを築くことになります。『頭痛の診療ガイドライン2021』[1)]では，現在日本では使用不可能なものも含めて，抗CGRP製剤はエムガルティ®，アジョビ®，アイモビーグ®，Eptinezumabが，CGRP受容体拮抗薬としてRimegepant，Atogepantが掲載されています。

その他にも，日本頭痛学会が推奨する漢方薬があり，呉茱萸湯《ごしゅゆとう》（呉茱萸には胃を温める作用がありますので，吐き気のある頭痛，つまり片頭痛の人），桂枝人参湯《けいしにんじんとう》（色白で痩せ型の人，桂枝とはニッキのことで気圧変動に伴う片頭痛に効果があり，気分を落ち着かせる作用もあります），釣藤散《ちょうとうさん》（肩コリ頭痛に良く処方されますが，頭を冷やす作用があり，小児には使わない方が良いです），葛根湯《かっこんとう》（肩コリ頭痛に非常に良く処方されますが，華奢な人には効きにくい），五苓散《ごれいさん》（天気に左右される片頭痛の人）などがあります。日本頭痛学会の推奨には入っていませんが，六君子湯《りっくんしとう》はグレリンという食欲ホルモンを上昇させることが分かっていて，グレリンが睡眠や頭痛に関わるオレキシンというホルモンを上昇させるので片頭痛に効く可能性があります。

片頭痛をお持ちのお子さんは起立性調節障害という立ちくらみを伴うことがとても多いのですが，これは交感神経過緊張によると考えられています。この交感神経過緊張を改善するのに，当帰四逆加呉茱萸生姜湯《とうきしぎゃくかごしゅゆしょうきょうとう》が効きます。また，片頭痛のお子さんは熟眠感がないことが多々あります。お子さんに睡眠薬はNGですが，甘麦大棗湯《かんばくたいそうとう》は良い睡眠を得られます。

ヘルペスの痛みには桂枝加朮附湯《けいしかじゅつぶとう》，三叉神経痛（特に下顎神経領域）には立効散《りっこうさん》が効きます。また，薬物乱用頭痛は川芎茶調散《せんきゅうちゃちょうさん》が奏効し，乱用状態から離脱できる可能性が高くなります[8)]。

❶ OTC 医薬品（一般医薬品）の頭痛薬はどうやって選ぶのか？

頭痛の OTC 製剤は大きく分けて 6 種類あります。

①ロキソプロフェンナトリウム製剤

②非ピリン系鎮痛薬（イブプロフェン，アセトアミノフェン）

③ピリン系鎮痛薬（イソプロピルアンチピリン配合剤）

④漢方薬

⑤鎮痛薬と漢方薬の配合剤

⑥子ども用頭痛薬

ご自分の頭痛に効く OTC 医薬品が一番だと思いますが，似て非なるものが多いのも事実です。鎮痛薬は痛み止め成分が 1 種類しか入っていない単純鎮痛薬と，痛み止め成分が 2 種類以上入っている複合鎮痛薬の 2 つに分けられます。こう言われると「複合鎮痛薬の方が効くに決まっているじゃない！」と思われるかもしれません。

製薬会社は，頭痛を楽にしてあげようと必死になって，これを入れよう，この成分も入れようと頑張っています。しかし，ここに落とし穴があるのです。「鎮痛薬は使い過ぎてはいけない」と誰でも自覚があるはずです。

「薬物乱用頭痛」の項目でも触れましたが，単純鎮痛薬は月に 14 日までならば服用しても大丈夫ですが，複合鎮痛薬は月に 10 日服用するだけで薬物乱用頭痛，つまりは薬物中毒になってしまうのです。「じゃあ，漢方薬は副作用もないし，漢方薬が良いんじゃない？」と思われる人もいらっしゃるかもしれません。漢方薬も合う合わないがあり，たくさんの生薬が入っていますので，肝臓や腎臓に負担がかかってしまうことがあります。

頭痛の OTC 製剤について，代表的な薬剤を説明します。お持ちの頭痛薬の成分を見て頂ければ，どのような頭痛薬かがお分かりになると思います。

❶ ロキソプロフェンナトリウム製剤

代表的な薬剤として，ロキソニン S®，ロキソニン S プレミアム®，バファリン EX®，ロキソプロフェン錠「クニヒロ」® があります。主な鎮痛成分はロキソプロフェンですが，大切なことは鎮痛成分が 1 種類なのか 2 種類以上なのか，ということです。ロキソニンS®とロキソプロフェン錠「クニヒロ」®，バファリンEX®は全く同じものでロキソプロフェンのみが使用されています。そして2021年8月，新たにロキソニンSクイック®が加わりました。第一三共ヘルスケア株式会社が行った頭痛経験者412名（20～59歳の男女）の調査では，「効き目」と「速効性」を重視した人が約79%で，10年前の「我慢する」人は55.9%から42.7%に低下したそうです。「胃に優しく速く効く」は素晴らしいことですが，先述しました通り，服薬日数によっては「天使のお薬」にも「悪魔の実」にもなり得るのです。バファリンEX®には乾燥水酸化アルミニウムゲルという胃粘膜保護剤，ロキソニンSクイック®にはメタケイ酸アルミン酸マグネシウムが使われているので，胃が弱い人はこちらの方がお勧めです。

ロキソニンSプレミアム®はロキソプロフェンの他に，アリルイソプロピルアセチル尿素，無水カフェイン，酸化マグネシウムが含まれています。アリルイソプロピルアセチル尿素は鎮静成分の1つで，緊張，興奮，いらいら感などを鎮め気持ちを落ち着かせる作用がありますが，依存性もあります。

無水カフェインはカフェインと同じです。通常，カフェイン精製時には水分子がくっついており，その水分子を抜いたものが無水カフェインとなります。カフェインには血管収縮作用や他の鎮痛薬を助長する作用，眠気をとりシャキッとする作用があります。メタケイ酸アルミン酸マグネシウム（酸化マグネシウム）は少量だと胃酸中和，胃を守り，多くなると下剤になります。片頭痛持ちの人にはマグネシウムはとても効果的なミネラルです。

❷ 非ピリン系鎮痛薬（イブプロフェン，アセトアミノフェン）

代表的な薬剤としてリングルアイビーα200®，イブクイック頭痛薬DX®，イブA錠EX®，イブメイト®，バファリンプレミアム®，ナロンエースT®，ノーシンアイ頭痛薬®があります。主な鎮痛成分はイブプロフェンです。

リングルアイビーα200®，イブメイト®はイブプロフェンのみが使われています。イブクイック頭痛薬DX®はイブプロフェンの他に，アリルイソプロピルアセチル尿素，無水カフェイン，酸化マグネシウムが含まれます。

イブA錠EX®はイブクイック頭痛薬DX®と同じで，酸化マグネシウムが入っているか否かの違いです。バファリンプレミアム®にはイブプロフェンの他に，アセトアミノフェン，アリルイソプロピルアセチル尿素，無水カフェイン，乾燥水酸化アルミニウムゲルが使われています。

ナロンエースT®にはイブプロフェンの他に，エテンザミド，ブロモバレリル尿素，無水カフェインが使われています。ブロモバレリル尿素は鎮痛効果がありますが，眠気や依存性が高い成分ですのでご注意を。ノーシンアイ頭痛薬®にはイブプロフェンとアセトアミノフェンが使われています。妊婦さんや授乳婦さん，お子さんにも安心して使えるアセトアミノフェンのみを使ったタイレノールA®という薬剤もあります。

❸ ピリン系鎮痛薬（イソプロピルアンチピリン配合剤）

代表的な薬剤として，セデス・ハイ®，サリドンWi®があります。主な鎮痛成分はイソプロピルアンチピリンで，ピリン系の中では安全性の高い薬剤で，鎮痛効果は一般的にアセトアミノフェンよりは強く，ロキソプロフェンよりは弱いと言われています。

セデス・ハイ®にはイソプロピルアンチピリンの他に，アセトアミノフェン，アリルイソプロピルアセチル尿素，無水カフェインが含まれています。サリドンWi®にはイソプロピルアンチピリンの他に，イブプロフェン，無水カフェインが含まれています。

❹ 漢方薬

代表的な薬剤として，漢方ズッキノン®，当帰四逆加呉茱萸生姜湯エキス錠クラシエ®，呉茱萸湯エキス顆粒®，ストレージタイプZM®があります。

漢方ズッキノン®には肩コリや首コリに効く釣藤散，つまり緊張型頭痛の人に，当帰四逆加呉茱萸生姜湯エキス錠クラシエ®は冷え性や立ちくらみがある片頭痛の人に，呉茱萸湯®は吐き気を伴う頭痛，特に片頭痛の人に，ストレージタイプZM®にはめまいに効く苓桂朮甘湯《りょうけいじゅつかんとう》，つまり，めまいを伴う頭痛の人に効果が期待できます。

❺ 鎮痛薬と漢方薬の配合剤

代表的な薬剤として，ケロリン®，ハッキリエースa®，セミドン顆粒®があります。ケロリン®にはケイヒ末（シナモンのこと，解熱や鎮痛効果があります），アセチルサリチル酸，無水カフェイン，乾燥水酸化アルミニウムゲルが含まれています。

ハッキリエースa®には芍薬（筋肉を和らげ，鎮痛効果，イライラを取る作用もあります），いわゆるACE（アセトアミノフェン＋エテンザミド＋無水カフェイン)，メタケイ酸アルミン酸マグネシウムが含まれています。エテンザミドも解熱・鎮痛効果があり，比較的，胃に優しい成分です。

セミドン顆粒®には甘草（グリチルリチン酸というステロイドに似た成分で，鎮痛効果があり，胃を守る作用もあります)，アセトアミノフェン，イソプロピルアンチピリン，アリルイソプロピルアセチル尿素，無水カフェインが含まれています。

❻ 子ども用頭痛薬

代表的な薬剤として，小児用バファリンCⅡ®，小児用バファリンチュアブル®，バファリンルナJ®，小中学生用ノーシンピュア®があります。

小児用バファリンCⅡ®，小児用バファリンチュアブル®，バファリンルナJ®は用量が違いますが，アセトアミノフェンのみを使用しています。

小中学生用ノーシンピュア®のみ，アセトアミノフェン，アリルイソプロピルアセチル尿素，無水カフェインを使用しています。

以上が代表的な頭痛薬です。混同してしまうかもしれませんが，まずは単純鎮痛薬か複合鎮痛薬かを見極めて下さい。漢方薬は生薬だから，副作用がないなどということは全くありませんので，ご注意を！

5日以下/月の頭痛の人は，ご自分に合った複合鎮痛薬を，6日以上/月の頭痛の人は，複合鎮痛薬は薬物乱用頭痛に陥りやすいので，単純鎮痛薬もしくは頭痛専門医の受診をお勧めします。小中学生のお子さんには，可能な限り，単純鎮痛薬を服用することをお勧めします。ちなみにですが，インフルエンザ罹患時の頭痛にはアセトアミノフェン単剤，麻黄湯《まおうとう》を，新型コロナのワクチン接種後，感染時の頭痛にはアセトアミノフェン，ロキソプロフェン，イブプロフェンをお勧めします。

2. ニューロモジュレーション（neuromodulation therapy）

難治性頭痛に対しては，電極を頭蓋内に埋め込む後頭神経刺激療法や深部脳刺激療法などの神経刺激法が試されてきましたが，手術痕の痛みや感染，死亡例もあり，現在はあまり推奨されていません。

ちなみに後頭神経刺激療法は，難治性群発頭痛と慢性片頭痛の患者を対象に臨床試験が行われており，慢性片頭痛の患者では56%の改善率が報告されています。深部脳刺激療法は，難治性群発頭痛の患者に対して視床下部に電極を入れ，後部視床下部を刺激する治療法です。1～6年の観察期間で群発頭痛の発作消失率は42%と報告されています。

最近ではそれらに代わり，非侵襲的神経刺激法である「ニューロモジュレーション（neuromodulation therapy）」，神経調節療法が開発されてきています。代表的なデバイスとして，Cefaly Technology社の経皮眼窩上三叉神経電気刺激装置「CEFALY®」，electroCore社の非侵襲的迷走神経刺激装置「gammaCore®」，theranica社のウェアラブルデバイス「Nerivio®」，「RE HALER®」，eNeura社の経頭蓋磁気刺激装置「Spring TMS®」があります。

❶ 経皮眼窩上三叉神経電気刺激装置「CEFALY®」

ベルギーのCefaly Technology社が開発し，すでに欧米では片頭痛予防療法として承認されている治療法です。「CEFALY®」はおでこの真ん中あたりに刺激装置を装着して，三叉神経の第一枝（三叉神経は3つの枝に分かれていて，第一枝の眼神経，第二枝の上顎神経，第三枝の下顎神経に分かれます）に細かな電気刺激を入れることによって，神経に錯覚を起こさせるデバイスです。この刺激を3ヵ月間，毎日20分行うことで，片頭痛予防薬を毎日服用している患者と同程度に発作回数を減らすことができると報告されています。副作用には注意力と集中力の低下がありますが，これにより鎮静効果が出ていると判断できます。妊婦への使用も可能とされています。

（Cefaly Technology：https://www.cefaly.com）

❷ 非侵襲的迷走神経刺激装置「gammaCore®」

米国electroCore社が開発し，「gammaCore®」というデバイスにより片頭痛発作や群発頭痛発作を抑えるようになっています（**図1**）。すでに米国では片頭痛および群発頭痛に対して保険適応があり，欧州でも片頭痛に対して保険適応があります。副作用として迷走神経を刺激するため徐脈や声帯麻痺（声が出ない）が懸念されましたが，その副作用も報告されていないようです。驚くべきことに，通常このようなデバイスは急性期療法もしくは予防療法のどちらかが主体となり，両方に保険適応が認められることは非常に少ないのですが，90秒のパルス刺激で片頭痛発作を抑制できるため，長期的つまりは予防療法としても効果が出ています。また妊婦への悪影響も現時点では報告されておらず，妊婦，授乳婦や妊活をしている人にも予防的に使用

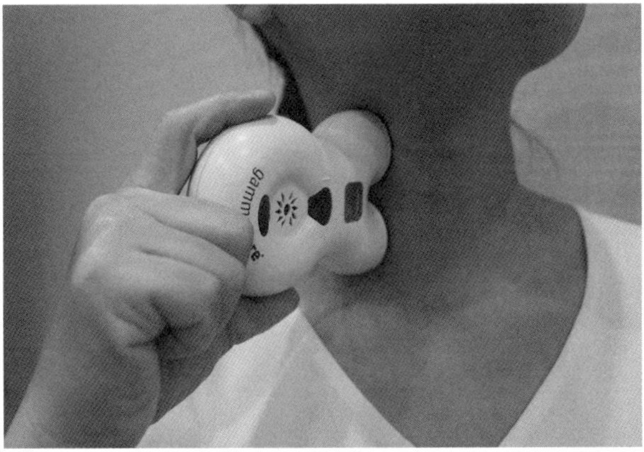

図1 electroCore 社の「gammaCore®」の使用例

することができる治療の1つになります。

（electroCore：https://www.electrocore.com/product/）

❸ ウェアラブルデバイス「Nerivio®」

スマートフォンで操作できる「Nerivio®」が米食品医薬品局（FDA）に承認され，12歳から使用できるようになりました。開発したのはイスラエルの theranica 社で，「Nerivio®」は遠隔医療プロバイダーを含む医療機関からの処方箋があれば利用でき，保険適用されます。デバイスは1台につき12回まで治療が可能で，使用後はリサイクルされて新たな装置と交換されるようです。目立たないように腕に装着するだけなので，誰でも抵抗なく使用できます。上腕に45分間装着し，電気刺激による神経調節を利用して脳が本来持っている疼痛を変調させるメカニズム（無痛性の電気刺激が脳幹の痛み調節中枢を抑制することにより片頭痛を起こす原因である三叉神経の活動を抑制して片頭痛の痛みを抑え込む新しい治療法）で，痛みを伴う片頭痛の症状を治療します。「Nerivio®」を使用した思春期の参加者の71%は2時間後に痛みが軽減し，35%は完全に痛みから解放されたと回答しており，さらに，痛みが治まった人の90%は24時間効果が持続しました。69%は2時間後に学業や日常生活が元通りに行えるようになったと報告されており，今のところ重篤な副作用も報告されていません。

（theranica：https://theranica.com/nerivio/）

❹ RE HALER®

これは呼吸を調節して片頭痛発作を治すもので，デンマークで開発されました。使い方はいたって簡単，シンクロナイズスイミングのように鼻を洗濯バサミのようなものでつまんで（要するに口呼吸にするだけです），ビニール袋状のものを口に咥えて吸ったり吐いたりするだけの方法なのです。吸う際の酸素濃度を自分の吐いた息，二酸化炭素とfresh air（空気）をミックスすることにより変えるだけのデバイスです。この「RE HALER®」は「Nerivio®」と全く逆で，18歳以上の閃輝暗点を伴う片頭痛（少なくとも15分以上前に閃輝暗点もしくは明らかな前兆が発作前にあることが条件となります）が適応になります。既往に喘息などの呼吸器疾患，高血圧・低血圧，貧血，脳動脈瘤などがある人，妊娠中の人は今のところ使用できないようのですが，欧米ではOTC製剤（つまりは日本でいうところの市販薬扱い）なので，近い将来，上記の人も使用できるようになってくると思います。

なぜ「RE HALER®」による呼吸の調節で片頭痛発作が抑えられるのでしょうか？　当然，通常の呼吸と比べると自分の二酸化炭素も吸うため二酸化炭素の濃度は急激に上がるわけです。二酸化炭素には強力な血管拡張作用があるので10秒以内に脳への血液循環が増え，また脳内酸素濃度も50%以上増えます。この脳内血液循環量と脳内酸素濃度の増加が，片頭痛予兆（閃輝暗点）時や片頭痛発作時に生じる脳内の血液循環量の低下，脳内酸素濃度の低下を抑えてくれるというわけです。また，脳内の二酸化炭素濃度の増加は片頭痛発作時に起こる神経細胞の興奮や片頭痛発作を誘発するCGRPというペプチドの急激な分泌も抑えてくれます。そのため予兆時に「RE HALER®」を使用して発作を起こさせないようにし，発作時には「RE HALER®」を使用して頭痛を軽減することができるデバイスなのです。

（RE HALER：https://rehaler.com）

❺ 経頭蓋磁気刺激装置「Spring TMS®」

元々はうつ病や統合失調症の患者に使用されてきたデバイスですが，eNeura社の経頭蓋磁気刺激装置「Spring TMS®」は前兆のある片頭痛発作だけではなく，光過敏や音過敏，吐き気といった症状も軽減しており，米国以外でも承認される可能性が高いデバイスの1つです。

（eNeura：https://www.eneura.com/#）

JCOPY 88002-913

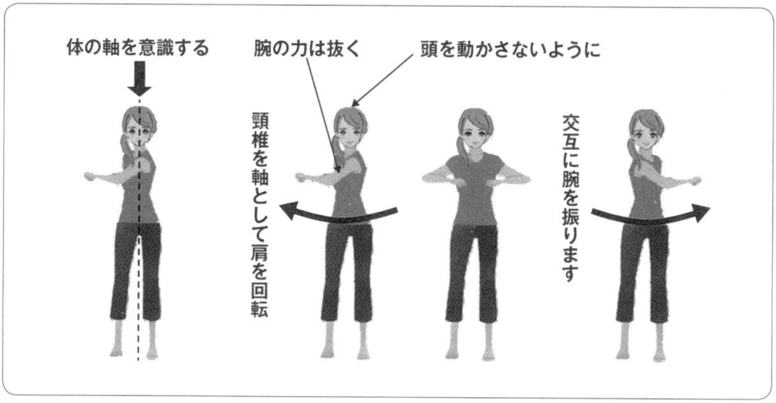
体の軸を意識する
腕の力は抜く
頭を動かさないように
頸椎を軸として肩を回転
交互に腕を振ります

図2 1日2分の頭痛体操

頭と首を支えているインナーマッスルをストレッチすると片頭痛の予防と緊張型頭痛の緩和につながります。
（坂井文彦：「片頭痛」からの卒業．講談社現代新書，東京，p150-176，2018[9]より一部改変）

その他にもまだ確証はないものの，経頭蓋直流電気刺激療法（慢性片頭痛抑制効果）や翼口蓋神経節刺激療法（慢性群発頭痛抑制効果），耳介側頭神経刺激療法（慢性片頭痛抑制効果），迷走神経刺激療法（片頭痛発作抑制効果）などの神経刺激療法も検討されています。

3. ストレッチとリラクゼーション

片頭痛や群発頭痛など他の頭痛で首や肩を強張らせていると，片頭痛や群発頭痛→緊張型頭痛→片頭痛や群発頭痛再発と負のスパイラルに陥ります。

首コリ・肩コリの予防には僧帽筋，胸鎖乳突筋，三角筋，肩甲挙筋，広背筋などのストレッチが重要です（chapter1 の図 1）。特に慢性頭痛は「胸鎖乳突筋のコリに始まり，胸鎖乳突筋のリラクゼーションで終わる」と言っても過言ではありません。

また，片頭痛の予防にもなり，緊張型頭痛の緩和に効果がある「頭痛体操」[9]は1日に2分で効果が出る簡単な体操ですのでお勧めです（図 2）。

4. マッサージと指圧，ツボ

頭痛には指圧やマッサージより，全身のストレッチングやヨガの方が効くというデータがあります。でも，頭痛が起きてしまった時は何とか良くした

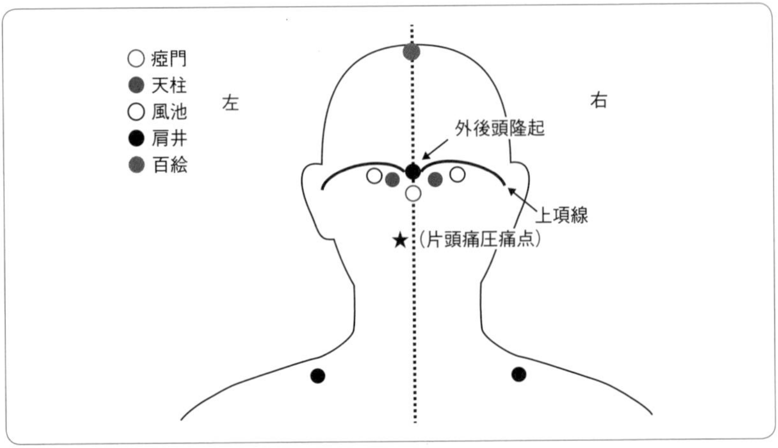

図3　頭痛時に有効なツボ

いですよね！　皆さんが良くしている頭痛時のマッサージ，側頭部を押さえたり，眉間を押さえたり……。頭痛持ちの人は自然と頭痛に効くツボを押さえているのです。一度は押したことがあるであろうツボは「絲竹空《しちくくう》」,「太陽《たいよう》」,「攅竹《さんちく》」あたりでしょうか？　頭をこめかみの周辺，おでこを含め顔面，てっぺん，後頭部に分けると，たくさんのツボがあります（chapter1 の図 2, chapter6 の 3）。

代表的なツボとして，こめかみの周辺には，次の 3 つがあります。

❶「絲竹空《しちくくう》」

眉尻のあたりですが，浅側頭動脈が走っており，そのツボを圧迫することでパンパンになった血管を圧迫して，それ以上広がらないようにご自身でされているんですね！

❷「太陽《たいよう》」

眉尻とこめかみ，つまりは「絲竹空」の間にあるツボで，ここには深側頭動脈が走ります。片頭痛の他，目の周りや顔のむくみにも効果があります。

❸「懸釐《けんり》」

もみあげを上にたどり眉の高さにあり，片頭痛や眼精疲労，めまいに効果があります。

おでこを含め顔面には，

❶「攅竹《さんちく》」

眉頭にあります。眼輪筋や前頭筋，皺眉筋が集まっており，眼精疲労だけではなく，片頭痛や緊張型頭痛，三叉神経痛にも効果があります。

❷「印堂《いんどう》」

左右の眉の真ん中にあり，片頭痛に効果があります。

❸「陽白《ようはく》」

瞳の真上で眉より指一本分上にあり，眼精疲労に伴う緊張型頭痛に効果があります。

頭のてっぺんには，

❶「百会《ひゃくえ》」

両耳を結ぶ線と顔の正中線が交わる頭のてっぺんにあり，片頭痛のほか，不眠や自律神経障害（もしくは失調症），二日酔いにも効果があります。

後頭部から肩にかけては，

❶「瘂門《あもん》」

後頭部，髪の生え際中央のくぼみで，緊張型頭痛に効果があります。

❷「天柱《てんちゅう》」

もっとも有名なツボで，「瘂門」から親指幅程度外側の位置です。片頭痛や大後頭神経痛に効果があります。

❸「風池《ふうち》」

「天柱」から親指幅程度外側にあり，片頭痛，緊張型頭痛，自律神経障害（もしくは失調症）にも効果があります。

❹「頷厭《がんえん》」

髪の生え際，額の角から指１本分下のくぼみで，髪の生え際に指をあて，口を開け閉めしたときに動きを感じられるところがありますが，そこが頷厭です。片頭痛に効果があります。

❺「肩井《けんせい》」

肩の中心，つまり首の付け根と肩の中間点にあるツボで，肩コリからくる緊張型頭痛に効きます。

5. 入浴・温泉

温泉が生体に及ぼす影響は温熱作用，物理作用（浮力や静水圧により心拍出量が増加し筋肉への血流も増加)，温泉成分の化学的作用（特に硫黄泉や硫黄塩泉)，総合的生体調節作用（温泉に行くと気分がゆったりしてリフレッシュ）があり，すべてが緊張型頭痛には非常に良いですが，血流増加のため片頭痛には良くありません。

6. 食べ物・飲み物

片頭痛発作を予防できる食べ物といえば，コーヒーやお茶，スイーツです。カフェインは1日200mg以内がお勧めです。あまり多量に摂取するとカフェインが体から抜けた時にリバウンドで脳血管が拡張して片頭痛を起こしてしまいます。参考までにカフェインの含有量ですが，すべて100mlの飲み物として，ドリップコーヒーで60mg，インスタントで57mg，エスプレッソには212mg，ココアで30mg，緑茶や紅茶で20～30mg，玉露には何と160mg，栄養ドリンクにも50mg含まれています。

ドリップコーヒーは緑茶の3倍ものカフェインが含まれ，片頭痛にはあまり芳しくないポリフェノールも緑茶の倍も含まれています。しかし，ポリフェノールによる血管拡張作用よりもカフェインによる利尿効果が強いため，体液量が減り，血管収縮作用が働くので片頭痛発作時にはお勧めです。

また，ダイエットや朝食抜きによる低血糖は脳血管を拡張させ片頭痛を引き起こしてしまうので，スイーツはお勧めです。ところで，砂糖にはセロトニンの分泌を促す作用がありますが，急激な血糖上昇は頭痛に良い影響を与えません。特に精製した白糖は何のミネラルもビタミンも含まない純粋な砂糖のため，あまりお勧めできません。

甘いものを食べると血糖値が急上昇し，それを抑えるためにインスリンが分泌され，今度は血糖値が大幅に下がります。すると，今度は血糖値を上げるために副腎からアドレナリンが放出されます。血糖値を上げるためのアドレナリンは，他にも心臓のポンプ機能を速めたり，筋肉を活性化させたりします。アドレナリンは闘争反応，逃避反応を刺激します。すると，マグネシウムはアドレナリンによって緊張状態になった筋肉や臓器を弛緩させるために消費されます。このため，アドレナリン由来機能亢進にはすべてマグネシウムが必要になり，消費されます。マグネシウム不足は脳を過敏な状態にし，片頭痛を悪化させます。

という訳で，血糖値の急激な変化は，体にとってあまり望ましい変化ではありません。血糖値の変化によって頭痛が起こっている場合は，メープルシロップやはちみつといった，ビタミンやミネラルが含まれ精製されていない糖分を摂ることで，血糖値を緩やかに上げ，血糖値の安定を図りましょう。

メープルシロップ（サトウカエデの樹液を濃縮したものでショ糖）は，砂糖やはちみつ（花の蜜の水分を蒸発させて濃縮したものでブドウ糖）に比べカロリーが低く，カルシウムの含有量は，はちみつの約75倍，カリウムは約13倍も含まれているそうです。ミネラル分も多く，健康面で注目されています。ハチミツは乳児に与えるとボツリヌス症を発症するリスクがあるため，乳児へ食べさせることに注意が必要です。その点メープルシロップは，煮詰める工程で殺菌されるため，乳児に与えても心配ないと言われています。メープルシロップには100gあたりカルシウムが75mg，マグネシウムが18mg含まれていますが，63種類ものポリフェノールが含まれていることも明らかにされていますので，摂り過ぎにはご注意を！

❶ フィーバーフュー（夏白菊）（100mg）

ハーブの一種で，古くから片頭痛予防に用いられてきました。副作用はほとんどありませんが，子宮収縮作用があるので妊婦は避けてください。

❷ マグネシウム（Mg）（300mg ～）

片頭痛でパンパンに張った血管を緩めてくれる作用があります。神経の興奮を抑える働きもあり，イライラや不安を感じやすい人にもお勧めです。また，筋肉の緊張をほぐす作用もあるので，緊張型頭痛にもお勧めできます。月経前には血液内のマグネシウム（Mg）を骨・筋肉に移行させるため，月経中は脳内Mgが低下します。

一方，アルコールの飲み過ぎや甘いものばかり摂取していると，急激な血糖上昇により多くのインスリンを分泌し，インスリンの感受性を正常に保つ作用を有するMgは低下してしまうことが分かっています。

Mgは「抗ストレスミネラル」と呼ばれ，ストレスによっても激しく消費されてしまうので，イライラ感が増したり，怒りっぽくなったりもします。

さらに筋肉の動きは，筋肉細胞内のカルシウム（Ca）量の増減で決まります。Caの量が増えると筋肉が緊張（収縮）し，Caの量が減ると筋肉が弛緩します。このCaの量を減らす時にMgが使われています。ストレスに弱い女性のほとんどが，じつはMg不足です。恐らくその原因の1つには，Caが多くてMgが少ない「ケーキを含む乳製品」の摂り過ぎがあると思います。女性はみんな大好きですから。

CaとMgの摂取バランスは，Ca「2」に対してMg「1」が理想的だといわれてます。それが牛乳だと《10：1》，チーズにいたっては《20～30：1》というバランスの悪さです。ちなみにCaとMgは食後すぐに飲んでもその効果は余り期待できません。CaもMgもシュウ酸，リン酸，硫黄成分と非常に良く結合しますが，現代の日本人が毎日食べる食材（加工食品を含む）にはこれらの成分が必ず含まれています。したがって，食時中，食後すぐにCa，Mgを飲むことで，これらの成分とのコンプレックスを形成し，小腸からは十分に吸収されず，多くが便とともに排泄されてしまいます。Ca，Mgのサプリメントを飲むベストタイミングは，これらの成分が小腸に入り通過するタイミングである食後2～3時間後といえます。

また，CaとMgは数百種類の酵素の働きにかかわるミネラル（補酵素）なので，食後に集中して飲むよりも，1日を通して数回に分けて（ただし，食事後2～3時間は避ける）飲む方が体内環境には都合が良いのです。

Mgの吸収を悪くするのは，Ca・タンパク質・脂肪・糖分・アルコールの摂り過ぎ，経口避妊薬の使用，繊維質の摂り過ぎ，食の欧米化（高カロリー，高脂肪，高タンパク，低食物繊維，低ビタミン，低ミネラル），精製塩の過剰摂取，ストレスなどで日本人は慢性的なMg不足になりがちです。

バナナ，アーモンド，ゴマ，ヒジキなどの海藻類，しらす，アサリ，ハマグリ，大豆などMgが豊富な食べ物を1日に1食は入れて下さい。Mgは片頭痛予防にもなりますし，筋肉や神経を正常に保とうとするので緊張型頭痛にも効きます。アーモンドを1日3個食べるだけで十分補充できます。

❸ オメガ3脂肪酸

片頭痛は血管拡張による炎症から起こるものなので，抗炎症作用が強いオメガ3脂肪酸は良い栄養素と考えられています。サーモン，イワシに豊富に含まれます。

❹ ビタミンB2（300～400mg）

ビタミンB2は血圧降下や二日酔いからくる頭痛にも効果的です。脂肪の代謝を促進するダイエット効果や，健康な肌や髪を作る美容効果もありますので，気になる人は一石三鳥かもしれません。ただし，片頭痛の改善を期待する場合は，ビタミンB2は通常の食事の4～5倍，つまり，300～400mgくらい摂取しないとダメですし，水溶性ビタミンのため，体内に蓄積できませんので，毎日，大量に摂取する必要があります。過剰に摂取するとしびれや痒みが出ることがあります。

納豆，レバー，焼き鳥のハツ，ウナギの蒲焼と肝，ほうれん草，ヨーグルト，牛乳，卵黄に多く含まれますが，摂り過ぎて，他の生活習慣病になってしまっては本末転倒です。ご注意を。

❺ カルシウム（Ca）

脳神経の興奮を抑える作用があります。ストレスも低下させますので，眠前のホットミルクなどはとてもお勧めです。Caを増やすのみでなく，胃を温めるため睡眠効果も期待できます。牛乳：100g = Ca：110mgで，さらに牛乳のCa吸収率は40%と非常に高くなっています。小魚や野菜よりCa含有量が多いので，牛乳が苦手ではない人はCa摂取はまず牛乳を。ただし，過剰摂取はMgを体外へ排出する作用があるので，注意した方が良いです。

❻ トリプトファン

アミノ酸の一種でセロトニンの材料です。セロトニンは神経伝達物質であり，かつホルモンとしての働きもあります。セロトニンは血液脳関門を通過できませんが，トリプトファンは血液脳関門を通過できます[10)]。トリプトファンは赤身のまぐろ，サーモン，牛乳，バナナ，米などに多く含まれます。

❼ スイカ

夏と言えばスイカでしょう！　スイカには水分，カリウム（体内の不要な塩分を排出する役目あり），リコピン（ご存じ動脈硬化やガンの原因になる活性酸素を抑制し，ダイエット効果もあり，そして，リコピンの代表選手トマトよりスイカの方が1.4～1.5倍もリコピンの含有量が多い），システイン（体内でのビタミンCが壊れるのを防ぐ。シミ・ソバカスにも効果的），イノシトール（ビタミンB群であるイノシトールは，肝臓に脂肪がつくのを防ぐ，つまりは体内脂肪を減らす作用あり），マンノシターゼ（糖分を分解する酵素），そして，シトルリンが含まれます。シトルリンには体内の老廃物を体外に出す利尿効果があります。また，シトルリンは一酸化窒素（nitric oxide：NO）という物質を産生するため，NOにより血管が拡張して血流を促進する作用があります。シトルリンには血管補強作用(血管を若返らせる)があるのですが，簡単に言えば，シトルリンの過剰摂取は血流増大，血管拡張となり，良いはずの物質が片頭痛の原因になりますのでご注意を！！！スイカはとても良い食べ物ですが，ほどほどに！

その他，夏に是非ともお摂り頂きたい食品は以下の通りです。

①大豆：塩分を体外に排出する働きのあるたんぱく質も含まれています。

②ほうれん草：貧血予防にも効果的。

③牛乳：トリプトファンも含まれていて，寝る前に飲むと安眠効果も！

④うなぎ：ビタミンB群＋カリウム（塩分を体外に放出する作用あり。体内に塩分が多すぎると片頭痛時の血管反応性にも支障をきたす）も豊富。

⑤ひじき：マグネシウム，カリウム，鉄分が豊富。

⑥アーモンド：マグネシウム，ビタミンが豊富。3粒／日がお肌にも効果的。

⑦ごま：マグネシウム，カリウム，ビタミンが豊富。

⑧豚肉：ビタミンB群＋ビタミンEが豊富。

7. 認知行動療法

成人と異なり脳や身体も未成熟な幼児や思春期の子どもでは，服薬だけに頼るのではなく，片頭痛の誘因になっている原因，特にメンタル問題をカウンセリングする方法や自律神経を安定させるための認知行動療法（バイオフィードバック法）も効果があります。

成人でも，筋緊張緩和法や深呼吸法に習得によるリラクゼーション療法は有効であり，特に小児に対しては，ストレスが主な誘因である片頭痛では認知行動療法の高い臨床効果と効果の持続性も指摘されており，その効果は成人よりも高いことが報告されています[11,12]。ストレス以外が主な誘因である片頭痛には，温度バイオフィードバック・トレーニングの導入が有効です。

しかし，行動療法に熟練していない治療者が行った事例への調査では，片頭痛の臨床的改善度に関して有意差は認められていません[13]。行動療法の長所は，非薬物療法であるため薬物依存に陥る危険性がないこと，副作用がないこと，安価なことです。短所は施設によって方法が異なること，治療者には一定の知識・技量が求められること，即効性に乏しいことです。

8. クラシック音楽

特定のクラシック曲を聴くことにより，βエンドルフィンやセロトニン，アセチルコリンといったホルモンが活性化され，アドレナリンを放出し自律神経が安定化します。βエンドルフィンにはモルヒネと似た作用があり，かつモルヒネの6倍もの鎮痛作用があるために「聴覚性痛覚消失」という現象によって，痛みが楽になる可能性が高いのです。

バイエル薬品株式会社は「頭痛に効く・聴く名曲クラシックグランプリ」[14]（2014）としてオンライン投票を行っています。以下，結果を紹介します。

1位　ショパン：ノクターン第2番　変ホ長調　Op. 9-2

→「寝つきが良くなる」,「懐かしさを感じる」,「緊張がほぐれてリラックスできる」といったイメージ。優しい旋律は痛みを和らげて気持ちを穏やかにしてくれるとか。

2位　バッハ：G線上のアリア・管弦楽組曲　第3番　ニ長調

→「さわやかな森の中を歩いている感じで頭痛が治りそう」,「中学の卒業式に流れていたので当時を思い出す」といった懐かしい思い出の曲といった声も。

3位　ベートーヴェン：ピアノソナタ第8番　ハ短調　Op. 13「悲愴」第2楽章

→「切ないようで優しいメロディで頭痛が和らぎそう」,「ベートーヴェンの表情が頭痛持ちっぽい」というコメントも。

4位　ドビュッシー：ベルガマスク組曲より　3. 月の光

→「悩みごとを忘れてリラックスできる気がする」,「ストレス解消になる」といった癒し効果が期待できるようです。

5位　モーツァルト：アイネ・クライネ・ナハトムジーク　ト長調　K. 525　第2楽章

→「入院中に効いて一番痛みが和らいだ」,「胃腸やストレスなど症状を解消すると聞いた」など，現代の音楽療法士であるという意見もあります。

6位　瀧廉太郎：組歌《四季》から第1曲「花」

7位　サティ：ジムノペディ　No. 1「ピアノ版」

8位　エルガー：愛のあいさつ　Op. 12sgr

9位　チャイコフスキー：弦楽セレナーデ ハ長調　Op. 48 第1楽章
10位　マスカーニ：歌劇《カヴァレリア・ルスティカーナ》間奏曲

ここからは著者（丹羽）のお勧めになりますが，頭痛タイプ別では，「緊張型頭痛」では，緊張モード（交感神経優位）からリラックスモード（副交感神経のアセチルコリン）に切り替えるには，明るさと力強さのある，やさしく包み込まれるような曲，ゆったりとした曲のなかにも，力強いリズムと雄大な流れのある曲がお勧めです。

例えば，交響曲第5番嬰ハ短調第4楽章（マーラー），組曲「動物の謝肉祭」白鳥（サン＝サーンス），タイスの瞑想曲（マスネ）などがあります。固くなった筋肉と神経をゆるめ，緊張を解放します。ロマンティックで深みがあり，まろやかな曲もお勧めです。舟歌嬰ヘ長調（ショパン），亜麻色の髪の乙女（ドビュッシー），ディヴェルティメント第15番変ロ長調第1楽章（モーツァルト）などがあります。

「片頭痛」では，血管を収縮させるような音楽，つまり「緊張モード」の交感神経（アドレナリン）に働きかける音楽を選びます。気分が華やぐような曲がお勧めです。組曲「くるみ割り人形」花のワルツ（チャイコフスキー），ワルツ第2番変イ長調（ショパン），美しく青きドナウ（ヨハン・シュトラウス）などがあります。

「精神的な頭痛」では，感情の動きをコントロールする旧皮質の働きが低下しています。そのため，痛みの伝達を抑え，心を安定させる作用をもつセロトニンを呼びさますことが大切です。エンドルフィンを刺激する壮大なスケールの交響曲も良いです。組曲「惑星」木星（ホルスト），交響曲第7番イ長調第3楽章（ベートーヴェン），ピアノ協奏曲第5番変ホ長調第3楽章（ベートーヴェン）などもお勧めです。

9. 日常生活（セロトニン・オキシトシン・メラトニンを増やす）

セロトニンは，私たちの体内になくては困るホルモンです。人間の脳神経細胞は，140億個もあると言われていますが，「幸せホルモン」であるセロトニンにかかわる細胞は，その1/100万程度に過ぎないのです。朝になると，脳幹の縫線核にあるセロトニン神経が網膜に入った太陽光によって活性化され，太陽が沈むと脳の松果体から睡眠ホルモンであるメラトニンの合成・分泌を始めます。セロトニン神経の活性化には2500～3000ルクス以上の照度が必要であり，通常の電灯光は500ルクス以下で役に立ちません[15)]。窓から1メートル離れていても朝，カーテンを開けるだけで3000ルクス，外を見ると5000ルクス，外に出ると10000ルクスの照度が網膜に入ります。

夜になるとメラトニンに変わるため，昼間のセロトニン不足は夜のメラトニン不足となり，良眠できなくなります。逆に言えば，不眠症の人はメラトニンが不足しており，その結果としてセロトニンが足りなくなります。メラトニンは，①深部体温を低下させ，覚醒から睡眠状態に移行させる，②交感神経優位から副交感神経優位の状態に切り替え，自律神経のバランスを良くする，などの作用があります。

一方，セロトニンの脳機能への作用は，①大脳皮質に作用し，最適な覚醒状態をもたらす，②大脳辺縁系に作用し，うつや不安，パニック，キレるを解消する，③自律神経のバランスを整える，④姿勢筋や抗重力筋に緊張を上げ，姿勢や顔の表情をピシッとさせる，⑤痛覚伝導路をコントロールするなどがあります。つまり，セロトニン欠乏脳では痛みの原因がなくともすぐに脳が痛いと感じてしまうようになってしまいます。

女性は，健常男性より約52%も脳内セロトニンを産生する能力が低く，またセロトニンの前駆物質であるトリプトファンが欠乏すると，女性では脳内セロトニン合成が男性の4倍減少すると言われています。さらに生理時はエストロゲン低下に伴い脳内セロトニンも低下します。女性の場合，家族・夫婦間および職場でのストレスに晒されることが多く，長期間のストレスは，脳内セロトニンを枯渇させ，さらに痛みを感じやすくさせることになります。これが女性に片頭痛が多い理由の1つかもしれません！

脳内セロトニンを増やすための生活は朝に起き，太陽の光を浴びるだけです。さらにセロトニンを増やすには，早寝早起きの生活のリズムをつける，早朝のウォーキング・ジョギング，座禅などもお勧めです。脳内セロトニン分泌を促す歩行・咀嚼・呼吸の「リズム運動」は，「全集中」で5～30分間行い，「しっかり」と継続することが大切です[15)]。疲れを感じ始めたら，セロトニン分泌が減り始めたサインですので，無理のない範囲で！

残念ながら，単なるゆっくり長時間のウォーキング・ジョギングなどの有酸素運動はセロトニン活性にはなりませんのでご注意下さい。呼吸はゆっくり，しっかり吸って吐く腹式呼吸（8～12秒/回）がお勧めです。呼吸リズム運動としては読経やカラオケ，ヨガや太極拳，演奏できる人ならばサックスや尺八でも脳内セロトニン分泌を促します[15)]。咀嚼リズム運動としてのガム噛みも脳内セロトニン分泌には効果的です（後述）。

起床から睡眠までのリズムの中で，黄昏時に分泌される「愛情ホルモン」のオキシトシンも重要です。オキシトシンは古くから，赤ちゃんが母親の乳首を吸うと母親の脳内でオキシトシン合成が促進され，母親の乳腺に働きかけて母乳の産生を促す母乳ホルモンとして知られていました。しかし，恋人やパートナー，気のおけない人，ペットとのスキンシップ，おしゃべりをしながらのティータイム，仕事後の赤提灯や屋台でのちょっと一杯などを含むグルーミング行動（グルーミングは動物行動学的にもノミ取り行為の意味だけではなく，群れ社会の中でストレスを緩和し，安心や幸福を感じさせます。また，笑うことによりセロトニンも増加しますが，コロナのせいでこれまでもが失われかけています）でも，この「愛情ホルモン」オキシトシンが脳幹にある視床下部で合成され，脳下垂体後葉から分泌されて，脳内セロトニン濃度を二次的に増加させることが知られるようになりました[15)]。米国のベンチャー創薬メーカーではオキシトシンを片頭痛予防薬として開発することに成功しました。片頭痛が起こるたびにオキシトシンを予防薬として1錠服用し，服用するたびに片頭痛の程度が軽くなり，3ヵ月後には片頭痛の頻度も程度も減少するという報告があり，現在，大規模な臨床研究が進行中です[9)]。もしかすると，片頭痛発作は「愛が足りない」，「もっと愛してほしい」という脳の叫びなのかもしれません。

また，よく食事療法でセロトニンの材料となるトリプトファンを摂取しましょう！　というのを目にします。セロトニンは私たちの体内で消化管に90%，血液中に8%，脳内には2%しか存在しません。しかし，セロトニンは神経の情報を伝達する物質であり，かつホルモンとしての働きもあり，脳ではとても大切な役割を果たしています。覚醒レベルの調節，レム睡眠，うつなどの気分調節，「キレる」行動の抑制，生物（体内）時計の同調などなど……，たくさんのことにかかわっています。片頭痛発作時には脳内のセロトニン合成が増加する（つまり，セロトニンの放出が上昇する）ことも証明されています[16]。小麦，乳製品，肉食に偏った食事や不規則な生活（日光を浴びることがほとんどない，朝出かける直前まで寝ている，昼夜逆転など）で脳内のセロトニンは慢性的に低下し，約5年で脳が過敏状態となります。

トリプトファンは，アミノ酸の一種でセロトニンの材料となります。なぜ直接，セロトニンを摂取しないでトリプトファンを摂りましょう！　なのでしょうか。それは脳には血液脳関門という，いわゆる箱根の関所のような部位が存在して，薬物やウイルスなどが脳内に容易に通過できないように制御しています。セロトニンは大切なホルモンですが，血液脳関門を通過できませんので，血液脳関門を通過できるセロトニンの材料のトリプトファンを摂取しましょうということになる訳です。

セロトニンを作り出すためには，材料になる必須アミノ酸であるトリプトファンが必要（トリプトファンも体内で生成できないので，食事摂取が必須）で，トリプトファンに炭水化物とビタミンB6の3つが揃ってようやくセロトニンを生成できるのです。トリプトファンは豆腐，納豆，味噌，醤油などの大豆系，牛乳やチーズ，ヨーグルトなどの乳製品，魚卵・鶏卵，ゴマ，米に含まれ，摂取量は2mg/kgが理想です。

食品100g中のトリプトファン含有量（mg）は，カツオ（310），豚ロース（280），マグロ（270），鶏胸肉（270），鮭（250），パスタ・蕎麦（140～150），豆腐（98），白米（82），バナナ（15）で，ビタミンB6は鮭，秋刀魚，鰯，マグロ，カツオ，鯖などの魚類，鶏胸肉などの脂身の少ない肉類，にんにく，豆，酒粕，ゴマに含まれています。

炭水化物はご存知の通り，ご飯，麺類，パンなどの穀類，いも類に含まれます。朝ご飯にはバナナを食べてみて下さい。バナナはトリプトファンを含み，炭水化物やビタミンB6も含まれていてセロトニン生成には理想的です。また，ビタミンB2，糖質やカリウムも豊富に含み，乳酸，ピルビン酸を分解するので緊張型頭痛も楽にしてくれる全頭痛の治療フルーツなんです。

お昼か夜ご飯には，少量で良いのでパスタか白米。そして，お魚，大豆，生姜，ほうれん草，ひじき，ごま，豚肉のうち，2つは食べて下さい。さらに，夜はお酒を控えて，メープルシロップ多めのハニーミルクを飲みながら，ゆっくりして下さい。

お寿司も良いですよ。月に1～2回はお寿司デート。素敵な夜で「愛情ホルモン」のオキシトシンが出て，その上，後片付けもしなく済みますから，「幸せホルモン」のセロトニンも増えてしまいます。一挙両得ですね！

10. ボツリヌス療法

今でこそ，当たり前の治療になっている片頭痛の頓挫薬トリプタン系薬剤。欧米では1990年代初めに認可されています。それまでは片頭痛の特効薬がなく，認可と同時に猫も杓子もトリプタンを使用するようになり，その数年後，あっという間にトリプタンによる薬物乱用頭痛が広まりました。

2000年に，前額のシワ伸ばしにボツリヌス治療を受けていた患者で頭痛が良くなったことが報告されました。その論文では，ボツリヌス治療を受けていた頭痛持ち患者は134名，そのうち77名が片頭痛で，ボツリヌス治療を受けて51％もの患者の頭痛が完全に消失，部分的な改善も含めると，何と89％もの患者でボツリヌス治療が効いたとするものでした[17)]。その後，欧米では片頭痛治療としてボツリヌス治療を承認しました。

日本ではボツリヌス治療は自費治療になりますが，慢性片頭痛や慢性緊張型頭痛の1つの治療法になり得るとは思います。

欧米で保険治療となっているボツリヌス治療は，正式にはA型ボツリヌス毒素（Botox®）*を額や眉間，側頭部，後頭部，後頸部などに皮下注射する治療法です。特にアメリカでは，慢性片頭痛の人で内服薬による予防療法が効かない場合に使われています。日本では，自費診療のため馴染みの少ない治療法ですが，著者（丹羽）のアメリカ時代の友人で，Botox®を中心とした頭痛治療を行う脳神経内科医がシカゴにいます。彼の経験上，初回で効果が出る患者が大体50％，その後2回目，3回目と効果が持続するようになる患者が多いとのことでした。もちろん，頭痛は起こるのですが，頭痛に伴う吐き気もなくなり，効き目が悪くなっていたトリプタン系薬剤も効くようになっていきます。首コリや肩コリにも効果があります。治療後2～3ヵ月間しか効果は持続しないのが欠点ですが，副作用はBotox®治療直後の1～2日だけ，額や眉が動きにくくなる程度で，ほぼゼロに近いと思います。

＊A型ボツリヌス毒素（Botox®）

欧米では保険適応になっているA型ボツリヌス毒素（Botox®）の局所注射は，2006年～2009年にかけて行われたPREEMPT試験[18, 19)]で慢性片頭

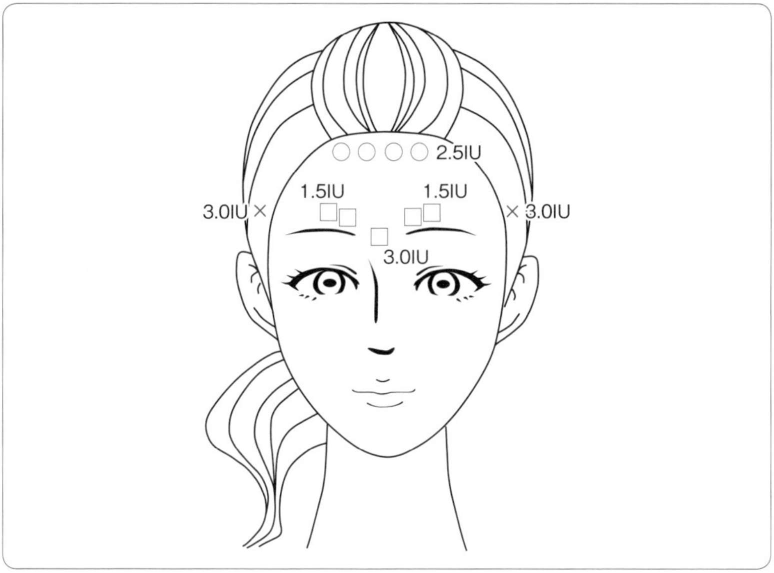

図4 Botox® 注射の注射部位
○前頭部（おでこ）：4ヵ所に各2.5IU
×側頭部：2ヵ所に各3IU
□眉間部：5ヵ所（皺眉筋部4ヵ所に各1.5IU/ 鼻根筋部：3IU）
→合計25IUを局所注射します。

痛の人に有効性が認められたからでした。局所注射をする部位の多さにビックリされるかもしれませんが，顔面から頭部に31ヵ所，それに加えて医師の判断で39ヵ所まで局所注射を増やすことが可能な試験で，その部位は科学的根拠によるものではなく，慢性片頭痛の人が比較的多く感じた痛みのポイントを選んだものです。しかし，そのポイントに局所注射することで，明らかに慢性片頭痛の人の頭痛発作は軽くなったため，保険適応になったという訳です。残念ながら，日本では保険適応外，自費治療になってしまいます。しかし，何ら科学的根拠のない31ヵ所と，先ほど説明した頭痛に効果のあるツボが驚くべきことにほぼ一致しているのです（図4）。

ですから，細かなツボの部位を覚える必要もなく，直感的にピンポイントで指圧的に痛いと思う場所を指先で刺激してあげるだけで，一時的にせよ，片頭痛発作には効果があるという訳です。ちなみに費用面や注射部位を最小限にして効果を得る方法（11ヵ所，Botox®25単位）も報告されています[20]。

11. ガム

ガムを噛むだけで良いの？　って，思っていらっしゃる，あなた，今年何回ガムを噛みましたか？

以下はガム噛みの効果です。

①ガムを噛むと「幸せホルモン」セロトニンが分泌されます[21)]。セロトニンは神経ネットワークの情報伝達をしており，情緒，睡眠，覚醒，痛みのコントロールに関与しています。血中セロトニンの上昇は脳内セロトニンレベルを上昇させることが立証されています[22)]。

②視床が活性化し，五感が刺激（味覚，嗅覚，ガムの舌触りや硬さ，温度を口内で感じる体性感覚，噛む音で聴覚，視覚）されます。

③運動や感覚の脳内中継基地である視床，もちろん，片頭痛発症にも大きく関与していますが，その視床を活性化することにより，視床が突然過敏になることがなくなり，片頭痛のセンターである視床の下にくっついている視床下部も安定させます。

④前頭前野や扁桃体という喜怒哀楽を制御したり，意識を集中させたり，意欲を出す知的な部分もコントロールできます。ストレスになる出来事では前頭前野や扁桃体が活発に活動してしまうのですが，ガムを噛むことでそれらの活性化を抑えられ，ストレスをうまく回避できるのです。ストレスや疲労が増え続けるとセロトニンの分泌は下がってしまいますから。

　逆に，急激なストレスはセロトニンを過剰に分泌します。でも，そのストレスが過ぎ去るとセロトニンの分泌が減少して，反動的に脳血管が拡張して片頭痛が起きるのです。

⑤ダイエットは女性の永遠のテーマですが，ダイエットや偏った食事は片頭痛の大敵。ガムを噛むとダイエットに欠かせない脂肪細胞から分泌されるタンパク質・アディポネクチンや脳内ホルモンのヒスタミンが増えます。ヒスタミンは満腹中枢を刺激するので，片頭痛を悪化させることなくダイエットにつながります。

⑥ガムを噛むと，口を開けたり閉じたりと同じ動きが生じます。閉口筋，咬筋が伸展すると舌が動きやすくなり，呼吸がしやすくなります。そのため，顎関節症による緊張型頭痛や歯ぎしりにも効果があります。口は通常閉じ

ているため，口を閉じなさい，つまりは閉口筋，咬筋を収縮して元に戻しなさいと脳幹の中脳から指令が出ます。中脳には体を目覚めさせ，周囲の環境変化を察知し，運動能力を高め，姿勢を保つという働きがあります。実はこれが大リーガーやトップアスリートがガムを噛む理由なのです。姿勢が良くなり眼精疲労による緊張型頭痛を減らす効果もあります。また，中脳水道周辺灰白質も片頭痛のセンターの1つと注目されている場所で，視床で感じた痛みを脳から脊髄に働きかけて止める場所なのです。つまりは痛みをコントロールするセンサーを強化できるという訳です。

脳内セロトニン分泌のためにガムを噛むポイントは，少し多めのガムを「しっかり」と5分以上噛むことです[15)]。ガムを噛むと表情筋のエクササイズにもなるので小顔効果もあります！　ガムを噛む行為は咬筋や他の表情筋が刺激されて緊張型頭痛の時に悪さをする疲労物質の乳酸やピルビン酸を抑えられます。

15分以上，毎日噛まないと小顔効果は少ないのですが，咬筋が疲れたら中止しないと逆に緊張型頭痛になります。

⑦片頭痛はエストロゲンの低下で起こることも知られています。そのため，エストロゲンが少なくなる排卵時や生理初日に片頭痛は多いのです。ガムを噛むと唾液が増える→若返りホルモンのパロチンも増える→パロチンはエストロゲンを活性化させ，結果として片頭痛が軽くなります。

⑧飛行機頭痛やエレベーター頭痛にもガムが効きます。飛行機の離発着や高速エレベーターでは耳がキーンとなりますよね。鼓膜の奥の中耳と鼻をつなぐ耳管という管があって圧を調節しています。それが上手く調節できないと耳がキーンとし，頭痛も発症するのです。ガムを噛んで唾液を飲みこむことで鼓膜の内側と外側の圧力差が解消され，このキーンを減らし，頭痛も起こしにくくします。

⑨発ガン物質や活性酸素を抑制する唾液中のペルオキシダーゼもガムを噛むことで増え，ガン予防や脳血管を丈夫にしてくれます。

でもガムって，周囲の人から見て良いイメージがない，仕事中に噛めないという人もいらっしゃるのではないでしょうか。まず，朝起きてすぐにガムを噛みましょう。セロトニンをどんどん作り出すわけです。可能ならば，食後にもガムを噛むと唾液がさらに分泌され，食べたものの消化を助

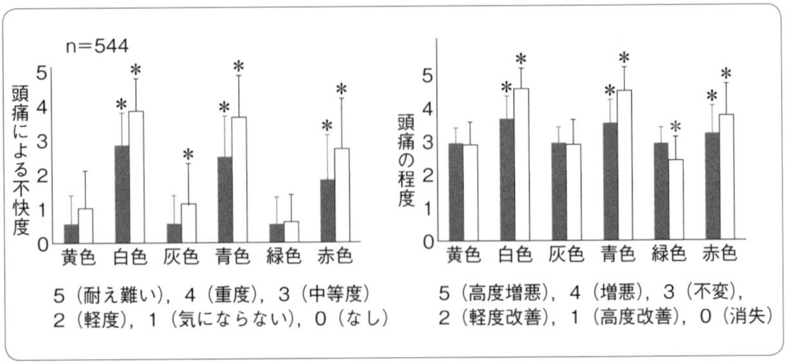

図 5 片頭痛患者の間接照明の色による不快度と程度

■ 発作間欠時　*p<0.01（ベースカラーの黄色と比較）
□ 発作時
（Niwa K, Sakai F, Ishikawa T, et al.：Ambient light color variety influences migraine pain intensity and discomfort in the ictal and interictal phase. Cephalalgia：37（1S），p25-26, 2017[24] より引用）

けます。小腹が空いた時にもガムを！　お腹が空くと片頭痛を起こしやすくなりますが，ガム噛むと満腹中枢を刺激するので，これだけで片頭痛の予防になります。どうです？　ガムの効果って凄いでしょう！

早速，月曜から金曜まで毎朝，出勤や登校前にガムを噛みましょう。急がなくて OK，しっかりと 5 分間以上噛み続けるとセロトニンが増えます[15]。一定のリズムで噛むとさらにセロトニンは増えます[21]。

12. 間接照明・サングラス

片頭痛持ちの人が非常に敏感な脳の持ち主であることはご理解頂けたと思います。光過敏，音過敏，臭い過敏……，色にも過敏性があるのでは？　と著者（丹羽）は考えました。2017 年にバンクーバーで開催された国際頭痛学会ではハーバード大学の Noseda, Bernstein らのグループから片頭痛患者の様々な色の直接光への詳細な反応性について[23]，著者（丹羽）らのグループは片頭痛患者の様々な色の間接光への反応性[24] について報告しました。緑色で片頭痛は改善し，青色や赤色，白色で片頭痛が悪化する（図 5）という同様の結果でした。

異なる点としては，ハーバード大学からの報告では色過敏は光過敏の一部であり，光過敏がない片頭痛患者には色過敏もないという結論に対して，著

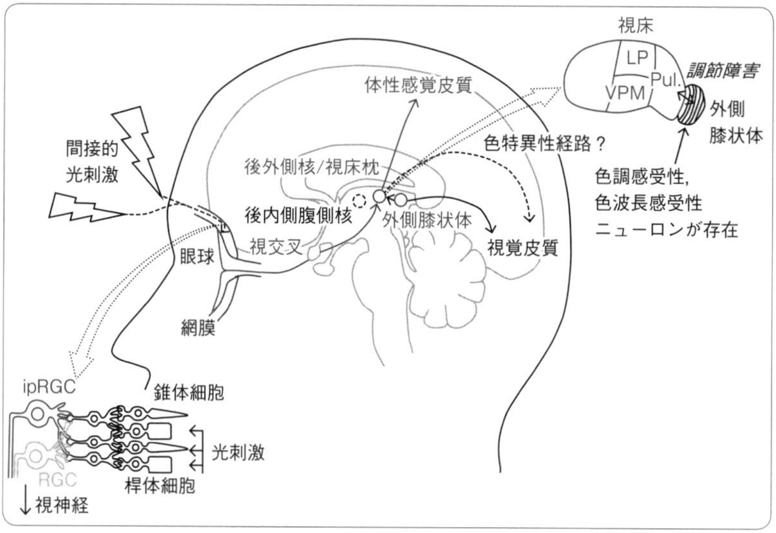

図6 片頭痛患者の色過敏発症機序

RGC：網膜神経節細胞 /ipRGC：内因性光感受性網膜神経節細胞（メラノプシン）/VPM：後内側腹側核 /LP：後外側核 /Pul.：視床枕

赤線：retino-thalamo-cortical pathway（網膜-視床-皮質経路）

（Noseda R, Bernstein CA, Nir RR, et al.：Migraine photophobia originating in cone-driven retinal pathways. Brain：139, p1971-1986, 2016[23]より引用）

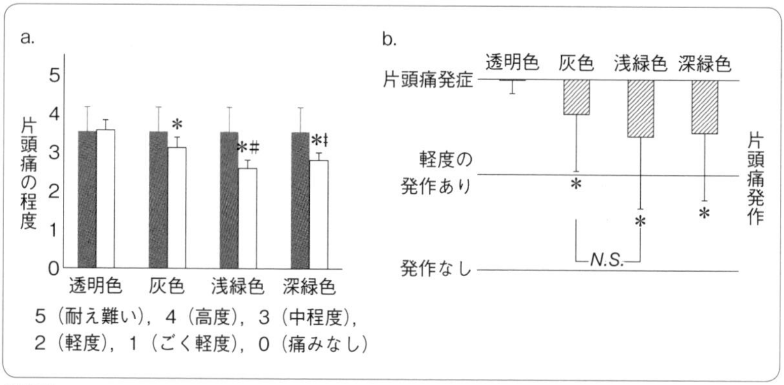

図7 緑色系サングラスによる片頭痛抑制効果の比較

a：■ サングラス装着前 / □ サングラス装着後

  * $p<0.01$（サングラス装着前と比較）

  \# $p<0.01$，‡ $p<0.05$（灰色サングラス装着時と比較）

b：*N.S.*：統計学的有意差なし

  * $p<0.01$（透明色サングラスと比較）

（Niwa K, Suzuki E, Kawaguchi C, et al.：Do color tinted glasses ameliorate pain intensity in patients with migraine? Cephalalgia：39（1S）, p34-35, 2019[25]より一部改変して引用）

	間接照明	サングラス
片頭痛に効く色	緑色＞灰色	浅緑色＞深緑色＞灰色
効果出現までの時間	平均1分（10秒～2分）	平均5分（2～15分）
片頭痛発作予防	不可能	可能

図8 片頭痛持ちの人の間接照明とサングラス装着による効果の差異

（Niwa K, Suzuki E, Kawaguchi C, et al.：Do color tinted glasses ameliorate pain intensity in patients with migraine? Cephalalgia：39（1S）, p34-35, 2019 [25]より一部改変して引用）

	透明	サングラスレンズ色		
		灰色	浅緑色	深緑色
視感透過率（%）	98.0	43.0	44.1	43.0
Short錐体細胞刺激（%）	95.4	41.1	13.8	32.4
Middle錐体細胞刺激（%）	97.8	42.4	42.5	42.9
Long錐体細胞刺激（%）	97.5	42.1	46.9	44.8
桿体細胞刺激（%）	97.0	42.3	45.9	44.4
メラノプシン刺激（%）	97.1	42.6	41.8	43.1

図9 各サングラス色の網膜への刺激

（Niwa K, Suzuki E, Kawaguchi C, et al.：Do color tinted glasses ameliorate pain intensity in patients with migraine? Cephalalgia：39（1S）, p34-35, 2019 [25]より一部改変して引用）

者（丹羽）らの研究では光過敏と色過敏は別の機序であり，光過敏がない片頭痛患者でも色過敏は起こり得る[24]というものでした。ハーバード大学のグループは色過敏の原因について retino-thalamo-cortical pathway[23]に言及し，著者（丹羽）らは視床枕と外側膝状体の調節障害[24]に言及しました（**図6**）。片頭痛患者に色過敏が存在することは確実でしたが，実際に片頭痛持ちの人が部屋の直接照明や間接照明の色を発作のたびに変更するのは無理があると考え，その代わりになり得るサングラスでも544名の片頭痛患者でさらなる研究を試みました[25]。その結果，同じ緑色でも深緑色よりも浅緑色で片頭痛発作が改善し，かつ，片頭痛発作の予防にもなることを突き止めました（**図7**）。

残念ながら，現在のサングラス業界ではフレームのスタイリングが主体で，どの色のサングラスが網膜に存在する錐体細胞やブルーライトに感受性のあるメラノプシン細胞に影響しているか（**図8，図9**）まで考えている会社は皆無です。このメラノプシン細胞の活性化が松果体のメラトニン合成を抑制することも判明しており[26]，ひいては片頭痛増悪につながるのです。

色調に差が出る理由（**図9**）としては，①メラノプシンの刺激では灰色＝浅緑色＝深緑色で半分程度に網膜への刺激が抑制される，② Short 錐体細胞の刺激では浅緑色＞深緑色＞灰色の順で網膜への刺激が抑制されることが考えられます。浅緑色＞深緑色＞灰色の順で片頭痛に効果があるのです。

現在，著者（丹羽）の研究にそった片頭痛に効果のあるサングラスのレンズカラー，度付きサングラスレンズの開発が東海光学株式会社で進められています。

【お問い合わせ先】

東海光学株式会社　〒444-2192　愛知県岡崎市恵田町下田 5-26

（お客様相談室：0564-27-3050）

文　献

1）日本精神神経学会，日本頭痛学会，日本神経治療学会監，頭痛診療ガイドライン作成委員会編：頭痛の診療ガイドライン 2021．医学書院，2021

2）Pensato U, Baraldi C, Favoni V, et al.：Real-life assessment of erenumab in refractory chronic migraine with medication overuse headache. Neurol Sci, doi：10.1007/s10072-021-05426-5, 2021

3）Lipton RB, Cohen JM, Galic M, et al.：Effects of fremanezumab in patients with chronic migraine and comorbid depression：Subgroup analysis of the randomized HALO CM study. Headache：61（4）, p662-672, 2021

4）Raffaelli B, Mussetto V, Israel H, et al.：Erenumab and galcanezumab in chronic migraine prevention：effects after treatment termination. J Headache Pain：20（1）, p66, 2019

5）Bogdanov A, Chia V, Bensink M, et al.：Early use of erenumab in US real-world practice. Cephalalgia Reports：4, p1-9, 2021

6）Overeem LH, Peikert A, Hofacker MD, et al.：Effect of antibody switch in non-responders to a CGRP receptor antibody treatment in migraine：A multi-center retrospective cohort study. Cephalalgia：2021, doi：10.1177/03331024211048765, 2021［online ahead of print］

7）Robbins L.：CGRP Monoclonal Antibodies for Chronic Migraine：Year 1 of Clinical Use. Practical Pain Management：19（Issue 6）, 2019

8）石川達也，丹羽　潔，篠原伸顕ほか：薬剤の使用過多による頭痛に対する川芎茶調散の有用性について．日本頭痛学会誌：43（2）, p270, 2016

9）坂井文彦：「片頭痛」からの卒業．講談社現代新書，東京，p150-176，2018

10）Menken M, Munsat TL, Toole JF.：The global burden of disease study：

implications for neurology. Arch Neurol：57（3）, p418-420, 2000
11）Sarafino EP, Goehring P.：Age comparisons in acquiring biofeedback control and success in reducing headache pain. Ann Behav Med：22（1）, p 10-16, 2000
12）Trautmann E, Kröner-Herwig B.：A randomized controlled trial of Internet-based self-help training for recurrent headache in childhood and adolescence. Behav Res Ther：48（1）, p28-37, 2010
13）Fichtel A, Larsson B.：Relaxation treatment administered by school nurses to adolescents with recurrent headaches. Headache：44（6）, p545-554, 2004
14）バイエル薬品株式会社：（プレスリリース）あなたの頭痛に効く?!かもしれないクラッシックの名曲は？ 2014（https://www.value-press.com/pressrelease/134524）
15）有田秀穂：自律神経をリセットする太陽の浴び方．山と渓谷社，東京，p62-147, 2018
16）Chugani DC, Niimura K, Chaturvedi S, et al.：Increased brain serotonin synthesis in Neurology：53（7）, p1473-1479, 1999
17）Binder WJ, Brin MF, Blitzer, et al.：Botulinum toxin type A（BOTOX）for treatment of migraine headaches：an open-label study. Otolaryngol Head Neck Surg：123（6）, p669-676, 2000
18）Aurora SK, Dodick DW, Turkel CC, et al.：OnabotulinumtoxinA for treatment of chronic migraine：results from the double-blind, randomized, placebo-controlled phase of the PREEMPT 1 trial. Cephalalgia：30（7）, p793-803, 2010
19）Diener HC, Dodick DW, Aurora SK, et al.：OnabotulinumtoxinA for treatment of chronic migraine：results from the double-blind, randomized, placebo-controlled phase of the PREEMPT 2 trial. Cephalalgia：30, p804-814, 2010
20）Silberstein S, Mathew N, Saper N, et al：Botulinum toxin type A as a migraine preventive treatment. For the BOTOX Migraine Clinical Research Group. Headache：40（6）, p445-450, 2000
21）Mohri Y, Fumoto M, Sato-Suzuki I, et al.：Prolonged rhythmic gum chewing supresses nociceptive response via serotonergic descending inhibitory pathway in humans. Pain：118（1-2）, p35-42, 2005
22）Nakatani Y, Sato-Suzuki I, Tsujino N, et al.：Augmented brain 5-HT crosses the blood-brain barrier through the 5-HT transporter in rat. Eur J Neurosci：27（9）, p 2466-2472, 2008
23）Noseda R, Bernstein CA, Nir RR, et al.：Migraine photophobia originating in cone-driven retinal pathways. Brain：139, p1971-1986, 2016
24）Niwa K, Sakai F, Ishikawa T, et al.：Ambient light color variety influences migraine pain intensity and discomfort in the ictal and interictal phase. Cephalalgia：37（1S）, p25-26, 2017
25）Niwa K, Suzuki E, Kawaguchi C, et al.：Do color tinted glasses ameliorate pain intensity in patients with migraine? Cephalalgia：39（1S）, p34-35, 2019
26）Wahl S, Engelhardt M, Schaupp P, et al.：The inner clock-Blue light sets the human rhythm. J Biophotonics：12（12）, p1-14, 2019

PART 3

頭痛トリビア
大人も子どもも
歴史のあの人も！

Chapter 7

あの人もこの人も みんな頭が痛い

武藤　芳照

1. あの人もこの人も……日本編

❶ 卑弥呼《ひみこ》（生年不明 − 242 〜 248 年頃）

日本史上，最も有名な女性の一人です。とはいえ，謎が多く，弥生時代後期から古墳時代前期（2 世紀後半〜 3 世紀前半）にかけて，邪馬台国《やまたいこく》の女王として君臨したとされています。邪馬台国がどこにあったかで，今なお九州北部説と大和（現在の奈良県）説があるほど，明らかになっていないことが多いのです。卑弥呼に関しての記述は，実は，日本の歴史書にはまったく存在せず，中国の歴史書である『魏志倭人伝』にのみ記載されています。

卑弥呼は神の声を聞くことができる巫女《みこ》であり，戦勝，国の平和や農作物の豊作などを祈願する祭事を担っていたようです。映画『卑弥呼』（篠田正浩監督，1974 年）の中の岩下志麻演ずる卑弥呼の姿のように，白い鉢巻きをして，国のため民のために神棚に向かって榊を手に持って祈願するのが役割だったのでしょう。とりわけ，農作物の豊作の鍵を握るのは，適度に雨が降ることであり，「雨乞い」の行事は重要な営みであったことでしょう。日照りが続けば農作物は枯れ果て，飢えや病気が広がるからです。

もし，卑弥呼が頭痛，特に片頭痛持ちで，間もなく雨が降る，低気圧の接近，気圧や湿度の変化などを敏感に察知して，「間もなく雨が降る！」と神のお告げを述べ，実際に恵みの雨が降ってくれれば，民は卑弥呼の偉大な力をきっと信じたのでしょう。

古代ロマンのヒロインが片頭痛であったという診断書は，誰も見たことがありませんが，邪馬台国の場所の謎と同じように，歴史好きの頭痛の種になるのかもしれません。

❷ 後白河法皇（1127 − 1192 年）

「遊びをせむとや生まれけむ　戯《たはぶ》れせむとや生まれけむ　遊ぶ子供の声聞けば　我が身さへこそ揺るがるれ」などの今様《いまよう》（その当時の流行歌）で有名な『梁塵秘抄《りょうじんひしょう》』を撰《せん》した後白河法皇。このように文化人的側面もありましたが，一方，「日本国第一の大天狗」（源頼朝）とまで呼ばれたほどの権謀術数を巡らせた政略家でもありました。

5 人の天皇の時代に，30 年以上も政治の実権を握り，院政を敷き，絶大な権勢を誇り，藤原氏，平氏，源氏を操ったのです。

実は，後白河法皇は持病の激しい頭痛があったことが後世にまで伝えられています。熊野信仰に厚かった後白河法皇が，今熊野観音寺《いまくまのかんのんじ》（京都市東山区泉涌寺《せんにゅうじ》山内）を参ったところ，夢枕に観音様が現れ，その頭痛が治ったとされたことから，その寺は「頭痛封じの寺」として有名になったとされています。

その頭痛のタイプ･種類について，正確な史料や医学的記載は不明ですが，今様好きが高じて歌い過ぎて声が出なくなってノドが腫れること数度というエピソードや長期院政を継続したあくなき政治力などを総合すると，片頭痛持ちの秀でた才能や際限ないパワーの特徴を感じさせます。

また，三十三間堂（京都市東山区「蓮華王院《れんげおういん》」）も「頭痛山平癒寺」の寺号で知られていますが，後白河法皇の頭痛平癒のために，平清盛により建立されたとされています。

源氏平家の武家勢力を巧みに操り，政治を我が物にすることに日夜苦慮していた後白河法皇は，今様を盛んに歌って気を紛らわすだけでは治まらない，頭の痛いことが数多くあったのでしょう。

❸ 織田信長（1534 − 1582 年）

戦国時代から安土桃山時代にかけての尾張（現在の愛知県）の武将。豊臣秀吉，徳川家康と並ぶ三英傑の一人。

1560 年 5 月 19 日（現行暦では 6 月 12 日），清洲城にて早朝に起床。「人間五十年，下天の内を比ぶれば，夢幻の如くなり」と，幸若舞《こうわかまい》『敦盛』を舞い，熱田神宮で戦勝祈願をした後，桶狭間《おけはざま》（現在の愛知県名古屋市緑区から豊明市にまたがる地域）へ。2,000 〜 3,000 名の部隊で，上洛途上の 2 万と言われた今川義元の軍勢に奇襲をかけて勝利しました（「桶狭間の戦い」）。

「神が味方した」とも言われる歴史に残る有名な桶狭間の戦いですが，実は信長の頭痛が関係しているのではという見解も示されています。

奇襲の最中に視界を妨げるほどの突然の豪雨が降り，「石水混じり」（『信《しん》長公記《ちょうこうき》』／雹《ひょう》の襲来と推察される）と表現され，巨大な楠が倒木するような，今で言う爆弾低気圧の襲来に，信長軍は助けられたと伝えられています。

そこで，戦いの前夜は早々に就寝した信長は低気圧の来訪，大雨の予兆を察知し，頭もひどく痛いことだし，早く寝床に……豪雨の到来を確信して，合戦場に馬を駆けさせた，という推論です。

どこにも信長の「片頭痛の診断書」も史料もありませんが，信長が悪天候の中での合戦に勝利した史実（村木砦の戦い，浅井・朝倉戦の大嶽《おおづく》砦奪取など）は残されており，天候の激変を予知していたのではないかという物語は興味深いでしょう。

幸か不幸か，明智光秀に急襲された本能寺の変の日には，大雨は到来せず，前夜，信長の頭痛も起きなかったようです。

❹ 淀殿（1569？－1615年）

戦国時代から江戸時代初頭の女性。本名は浅井《あざい》茶々。浅井長政・市（織田信長の妹）の長女。豊臣秀吉の側室で秀頼の母。

大坂の陣（冬:1614年，夏:1615年）で，徳川家康に敗れ，大坂城で自害。「我は信長の姪，浅井の娘なり」（『大坂物語』）の言葉に象徴される誇り高き女性で，まさに波乱万丈の人生を送りました。秀頼の生母として，政治家的な側面を持ち，大坂城で権勢を振るいましたが，「気鬱」が激しく，胸の痛み，摂食障害，頭痛にも悩まされていたようです。

朝廷の奥医師として名を馳せた曲直瀬玄朔《まなせげんさく》（二代目道三を襲名）の記録（『医学天正記』『玄朔道三配剤録』）にも，淀殿の頭痛などの症状に対して薬を処方した記載があるようです。

激動の戦国時代の渦中に生まれ育ち，数々の悲劇に巻き込まれながらも，自身の信念を貫き通した淀殿の重く深い悩みと悲哀が頭痛の形で現れていたのでしょう。

❺ 松尾芭蕉（1644－1694年）

伊賀（現在の三重県）生まれの江戸時代前期の俳人。「古池や　蛙《かはず》飛び込

む　水の音」(江戸),「閑《しずか》さや　岩にしみ入る　蝉の声」(山寺),「五月雨を集めて早し　最上川」(山形),「荒海や　佐渡によこたふ　天の河」(出雲崎)など，ありのままの自然の美しさやその雄大さを表現する句を数多く残しました。

門人曾良《そら》を伴い，江戸から関東，奥羽など，北陸の諸地を巡って，美濃の大垣に至る旅先で詠んだ俳句を収めた紀行文『奥の細道』をまとめました。

この旅程は，5ヵ月あまりで，600里（約2,400km）にのぼり，45歳にして1日に50kmを徒歩で進むという超人的な健脚ぶりです。忍者の里，伊賀出身ということもあり，奥羽諸藩の情報収集と偵察を目的とした江戸幕府の隠密説もあるようです。

1694年9月，大坂（当時の名）にて体調を崩して，発熱と頭痛を訴え，その後病状は次第に悪化して，10月に死去したとされています。

「旅に病んで　夢は枯野を　かけ廻る」と最後の俳句を詠み，事実上の辞世の句となりました。51年の人生が凝縮されているようです。臨終の間際に出現した芭蕉の頭痛は，史上最高峰に位置する俳人の長年の創作の苦悩を象徴していたのかもしれません。

❻ 浅野内匠頭長矩《あさのたくみのかみながのり》（1667 − 1701年）

江戸中期の大名，播磨国赤穂藩主。勅使接待役となりましたが，3月14日（現行暦の4月21日），江戸城本丸大廊下（通称・松の廊下）で，典礼指南役の吉良上野介義央《きらこうずけのすけよしなか》に切りつけ，即日切腹，除封《じょほう》の処分を受けました。いわゆる赤穂事件，後の『仮名手本忠臣蔵』『赤穂義士伝』などの歌舞伎，映画，小説の物語の発端を成します。

浅野内匠頭は，勅使一行が江戸・伝奏屋敷に到着した3月11日（現行暦の4月18日）から「御不快」（心身不調）にて，持病の「痞《つかえ》」が出たと伝えられています（『冷光君御伝記』／冷光君は内匠頭のこと）。痞は，当時の病気の呼び名であり，詳細は不明ですが，今で言う片頭痛か緊張型頭痛であろうとの説もあります。

頭痛があったから殿中で刃傷に及んだというのは短絡的ですが，勅使接待の諸準備と勅使到着後の応接により，ひどい頭痛などをきたすほど，心身の緊張と疲労の蓄積があり，そこにそれまでの吉良上野介との諸々の確執が重なり，刃傷事件に至ったという推測もあり得るかもしれません。

「風さそふ　花よりもなほ　我はまた　春の名残を　いかにとかせん」と辞世の句を詠んで内匠頭は，一国一城の主たる大名にあるまじき庭先での切腹に処せられ，34 年の誠に短い人生を終えました。

任された仕事が大変大きく重いものである場合，その準備と運営に心身共に疲弊し，その結果激しい頭痛に襲われ，予期しない言動に走って重大な事故や事件を起こしてしまうことがあります。いつの世でも『忠臣蔵』の物語は，生まれるリスクがあるように思います。

❼ 徳川家斉《いえなり》（1773 − 1841 年）

江戸幕府第 11 代将軍（在任 1787 − 1837 年）。一橋治済《はるさだ》の長男，第 10 代将軍家治《いえはる》の養子。家治の世嗣家基《いえもと》が急死後，父治済と田沼意次《おきつぐ》の介入により，将軍家の養子となり，家治が病死後，15 歳にして第 11 代将軍に就任しました。

松平定信をして寛政の改革を行わせましたが，定信退任後，親政（天皇や皇帝，将軍が自ら政治を行うこと）により幕政のゆるみ・腐敗，財政破綻，綱紀の乱れなどを招いたとされています。家斉自身も豪奢な生活を送り，側室 40 人，子女 55 人を数えるなどと伝えられ，「俗物将軍」「オットセイ将軍」とも呼ばれていたようです。

大奥に入り浸り，精力絶倫で，徳川歴代将軍の中で子どもの数は断トツ 1 位に輝くほど壮健でしたが，生涯頭痛に悩まされていたと伝えられています。診断名は不明ですが，一説には，本来，第 11 代将軍になるはずだった家基の急死（毒殺説が有力）により，その地位を得たため，家基の祟りを恐れていたためだと言われています。

ちなみに，東京大学の別称にまでなっている赤門（東京都文京区本郷キャンパス，旧加賀藩前田家上屋敷跡）は，子だくさんの家斉の 21 番目の息女，溶姫《やすひめ》が，前田家 13 代藩主斉泰《なりやす》へ輿入れするにあたって建立されました。朱塗りの御守殿門は，将軍家の息女を迎え入れた証しだったようです。

政治を腐敗させる一方，爛熟した文化の時代を現出させた家斉ですが，「俗物」とまで言われるような生活を送り，祟りに恐れおののき，生涯頭痛に悩まされ続けたという逸話は興味深いものです。

❽ 福澤諭吉（1835 − 1901 年）

幕末から明治期の蘭学者，思想家，教育者であり，『西洋事情』『学問のすゝめ』などを著述し，西洋の考え方や学問の大切さを説き，慶應義塾を創立しました。

元は，豊前国（現在の大分県），中津藩士の子として生まれた下級武士であり，身分による差別を幼い頃から体験していたことなどから，「天は人の上に人を造らず　人の下に人を造らずといへり」（『学問のすゝめ』）という基本思想の確立に至ったようです。

居合い抜きの達人であり，晩年まで健康のためと称し，激しい居合いの稽古を続けたと伝えられています。また，生涯，長時間にわたる毎朝の散歩を欠かさず，慶應の学生らがお供をしていたようで，「万歩運動の開祖」（山田風太郎『人間臨終図巻』）とされています。

それほど健康に留意していた諭吉でしたが，64 歳の時，1898 年 9 月 26 日，軽い脳溢血（脳出血）の発作があり，突然の激烈な頭痛と傾眠の意識障害，右片麻痺をきたしました。その後，一応回復しましたが，3 年後に脳溢血が再発して死去しました。

没後 80 年を経て 1984 年には，日本の紙幣の中で最も価値が高い一万円札に福澤諭吉の肖像が描かれ，人々に使われ始めました。

理不尽で封建的な身分制度に憤り，それをエネルギーに変えて西洋文明の思想と教育の大切さの普及・啓発に頭を痛め続けた諭吉の最期の激烈な頭痛は，日本の文明開化における歴史の痛みだったのかもしれません。

❾ 市川團十郎〔九代目〕（1838 − 1903 年）

明治期に活躍した歌舞伎役者。屋号は成田屋。歌舞伎の進化発展に尽くし，日本を代表する文化・芸術の域にまで高め，「劇聖」とまで呼ばれています。世の中に「九代目《くだいめ》」と称される人物や酒類は少なくありませんが，歌舞伎の世界では「九代目」と言えば，通常この歌舞伎宗家の「九代目市川團十郎」のことを指すとされています。

幼い頃の修行時代は，義父，六代目河原崎権之助の下で，養子・三代目河原崎長十郎（後に初代河崎権十郎）として厳しく鍛えられ，早朝より夕刻まで休みなしで稽古をつけられたと言います。

「市川團十郎」の襲名が期待される情勢が生まれた頃，ある日，ひどい頭痛で舞台を休もうとしていたところ，養父からひどく叱責されて，無理やり舞台に立たされたこともあったようです。

後に，荒事から和事，立役から女形まで実に幅の広い役柄をこなし，現代にまで継承される多くの演技の型を生み出した名優でした。ですが，当時10代の若者は，あまりに厳しい生活と修行・稽古の連続の日々の中で，頭痛という形でその葛藤と苦悩を訴え，表現していたのかもしれません。

歌舞伎宗家市川團十郎家のお家芸である歌舞伎十八番の代表格である『助六』では，主人公の花川戸助六（曽我五郎）は額に勇ましさを示す右結び鉢巻きをしていますが，頭痛をきたしたこの時は，左結びの病鉢巻きをして養父に訴えたかったことでしょう。

⑩ 夏目漱石（1867 － 1916年）

明治期から大正期にかけて活躍した小説家，評論家，英文学者，俳人。『吾輩は猫である』『坊っちゃん』『三四郎』『それから』『こゝろ』『道草』などの有名な作品があり，明治の代表的な文豪として，千円札の肖像にもなりました（1984 ～ 2007年）。

猫の視点から，変人で，胃が弱く，ノイローゼ気味の漱石自身がモデルとされる中学校の英語教師をはじめとする，さまざまな人間たちの日常生活をユーモアたっぷりに描いた『吾輩は猫である』や四国の旧制中学校での新任数学教師の行状を痛快かつ滑稽な描写で綴った『坊っちゃん』などの小説とは裏腹に，漱石は極めて繊細な性格であったようです。

英語教育の研究のための英国留学中に「猛烈な神経衰弱」をきたしたり，大量の吐血をきたすほどの重い胃潰瘍や糖尿病，結核，痔などを患い，49歳10カ月で亡くなるまで，数多くの病気に悩まされたと伝えられています。

自身も頭痛に悩まされていたことが基盤にあってか，日本の文学作品で初めて「頭が痛い」「頭痛」などの表現を用いたとされています。

漱石のよく見られる肖像写真は，顔を右斜めに傾け，物憂げで心の苦衷を内に秘めているように映し出されています。きっと，華やかで光り輝く明治の文豪としての人生の裏側には，頭の痛い健康上の不安や恐怖が静かに横たわっていたように思えます。

⑪ 南方熊楠《みなかたくまぐす》（1867 － 1941年）

和歌山県生まれの在野の博物学者，生物学者，民俗学者。多言語に長け，博覧強記，「日本人の可能性の極限」（柳田國男）と称されています。その一方，奇行の人として知られています。

1884年，東京大学予備門（旧制第一高等学校の前身）に入学。同期生には，夏目漱石（金之助），正岡子規，秋山真之，本多光太郎らがいました。1886 年，50 年以上ほぼ毎日つけていた日記には「余一昨日より頭痛始まり今日なほ已《や》まず」と書き込まれ，結果，ひどい頭痛を理由に東京大学予備門を中退し，和歌山に帰ってしまいました。

その後，渡米，英国の大英博物館での研究，雑誌『Nature』への 50 本を超える論文の掲載，「粘菌学の父」と呼ばれるほどの膨大な標本採集と研究実績など，桁外れの世界的な活躍をします。

本来，定められた枠内に収まり切れない自由自在の「知の巨人」であったのでしょう。したがって，東京大学予備門の，ある種厳格な教育体制は，南方の知性と感性を存分に発揮させる環境とは対極的な存在であり，その結果，ひどい頭痛という形で，体内から警告信号が現れたのかもしれません。

⑫ 樋口一葉（1872 − 1896 年）

明治期の小説家，歌人。中島歌子の萩《はぎ》の舎《や》塾に入門し，和歌や古典文学を半《なから》井《い》桃水《とうすい》に小説を学びました。生活苦を乗り越えるために小説を書き，『大つごもり』『にごりえ』『十三夜』『たけくらべ』などの作品を 14 カ月の短い期間に集中的に執筆しました（「奇跡の 14 カ月」と呼ばれる）が，肺結核のため 24 歳 6 カ月で夭折しました。

樋口一葉が頭痛と肩こりに悩まされていたことを素材にした井上ひさしの戯曲『頭痛　肩こり　樋口一葉』には，「痛むんです，頭が。割れそうなんです」などと頭痛に苦しむ様が描写されています。

一葉の頭痛に関する検査所見や診断書がないので，詳細は不明ですが，片頭痛と緊張型頭痛ではないかとの推論が示されています。正確には分かりませんが，生活苦による栄養不全，箱枕での就寝，執筆する際に使用する文机，薄暗い中での集中的な執筆作業，そして肺結核の進行など，さまざまな要因が複合的に重なり，肩コリをきたし，ますます頭痛を重度化させていたことは想像に難くありません。

2004 年から発行されている五千円札には，樋口一葉の肖像が描かれています。短い生涯ではありましたが，生活苦，結核，そして頭痛にも負けずにひたすら小説を書き続けた一葉の情意を，五千円札を手にするたびに感ずることができるのです。

⑬ 平塚らいてう（1886 − 1971 年）

女性の社会的地位の向上を求め続けた思想家，社会運動家。雑誌『青鞜《せいとう》』を創刊し，その創刊号に「元始，女性は太陽であった」の論説を載せ，女性の権利獲得運動に大きな影響をもたらしました。

らいてうが 36，37 歳の頃，「頭痛と嘔吐で生きた心地もせず」と，回復に難渋していて，医師の治療や薬も効果がなかった時に，食生活を改善することによって対応したとされています。

その契機となったのが菜食主義であり，食養の考え方（石塚左玄：明治期の医師，医食同源としての食養を提唱する）や玄米食（二木謙三：明治〜昭和の医師，細菌学者。玄米菜食を提唱）が基本となっていたようです。

公私共に波乱万丈，誠に劇的な人生を送り，女性の自由と権利のために，ひたむきに前に進み続けたらいてうですが，生きた心地もしないような激烈な頭痛に難儀し，結果，菜食を主体とする食生活で健康を保つ努力をしていたのは興味深いものです。

⑭ 芥川龍之介（1892 − 1927 年）

大正期の小説家，俳人。俳号は我鬼。『鼻』『羅生門』『芋粥』『藪の中』『地獄変』『河童』『歯車』など，古典から題材をとった多くの短編小説を残しました。『蜘蛛の糸』『杜子春』などの，今でも読み継がれている児童向けの作品もあります。

「何か僕の将来に対する唯ぼんやりした不安」を抱いて 35 歳で服薬自殺。「水洟《みずばな》や　鼻の先だけ　暮れ残る」が辞世とされています。

生後間もなく母親が精神に異常をきたしたという重い血脈に対する不安と恐怖が心の根底にあったのか，写真で見る芥川の姿は，神経質な性格と精神の不安定さを漂わせているように思います。

旧制第一高等学校以来の親友であり，文藝春秋社主の菊池寛が友人代表として弔辞を読み，「友よ　安らかに眠れ！」と悼みました。芥川の死後，芥川の名を冠した新人文学賞「芥川龍之介賞」を設け，日本で最も有名かつ権威のある文学賞として現在まで続いています。

死の直前に書いた作品『歯車』には，視野の内に現れる妙なもの，「絶えずまはつてゐる半透明の歯車」が，次第に数を増やして視野を埋め尽くすまでになり，消え失せる代わりに「今度は頭痛を感じ始め」「それはいつも同じ」

JCOPY 88002-913

という記述があります。

著者（武藤）の大学時代の同級生である神経内科医の小長谷正明は，「芥川の『歯車』の診断はすぐにつく。片頭痛だ」「歯車のような形のギザギザした輝く光は，閃輝暗点《せんきあんてん》という頭痛の前ぶれ（前兆）だろう」と解説しています（小長谷正明『医学探偵の歴史事件簿　ファイル2』岩波新書（新赤版1529），岩波書店，2015年）。

才気鋭かった故のわずか35年の短い生涯（『或阿呆の一生』）でしたが，数多くの多彩な短編小説と共に，片頭痛に関する貴重な文学的記述をも世に残してくれました。

⑮ 竹鶴リタ（1896 − 1961年）

ニッカウヰスキーの創業者である竹鶴政孝（1894 − 1979年）の妻。英国・スコットランド，グラスゴー郊外で生まれました。グラスゴー大学に有機化学・応用化学を学ぶために留学していた政孝と出会い，当時としては抵抗の強かった国際結婚であったため，両家に反対されながらも略式結婚の手続きをして来日。大阪市在住などを経て，北海道余市町に移り，同地で64歳で死去しました。

NHK朝の連続小説『マッサン』(2014年度)のヒロイン「亀山エリー(シャーロット・ケイト・フォックスが演じた)」は，この竹鶴リタがモデルです。

リタは，幼少の頃から片頭痛に悩むことが多く，学校にも通えず，個人教授を受けていたと言います。18歳でグラスゴー学院に入る頃には健康を取り戻し，医師である父の往診の手伝いもしていたようです。

ただ，太平洋戦争の相手国，「鬼畜米英」の1つである英国生まれのリタは，おそらく数多くの偏見と差別，嫌がらせなどを経験し，想像を絶するような精神的迫害を受けたはずです。それに耐え抜いて政孝と共に力強く生き抜いたこと，そして幼少の頃から思春期に至る年代に片頭痛に悩まされていたことは，彼女の感性の豊かさと意志の強さ，音楽の才能を裏打ちしているエピソードのように思われます。

⑯ 尾高尚忠《おたかひさただ》（1911 − 1951年）

昭和期の作曲家，指揮者。幼い頃から音楽に親しみ，1931年にウィーンに留学し，音楽理論，作曲，指揮，管弦楽法を学び修行するなどした後，1940年に帰国。新交響楽団（日本交響楽団／日響に改組，NHK交響楽団の前身）の指揮者として戦中，戦後に活躍。日響の超多忙な音楽活動は，「強行軍的演奏旅行」と尾高自身が形容するほどであり，極度の疲労から，1951年1月の名古屋での公演を最後に病に倒れ（出血性上部灰白質脳炎），39歳の若さで死去しました。尾高の功績を記念して，日本の優れた管弦楽曲に送られる賞「尾高賞」が1952年に創設されました。

尾高尚忠の次男であり，同じ指揮者でもある尾高忠明の文章「未完のシンフォニー」（藝大定期第370回藝大フィルハーモニア定期演奏会パンフレット寄稿）にも記述されているように，尚忠は，激しい頭痛に悩まされていました。彼の作曲した唯一の交響曲「交響曲第1番」第1楽章の冒頭の半音階的な大音量は，彼が長年患っていた頭痛や戦争の惨劇を表現しているという説もあるようです。

尾高尚忠は渋沢栄一の孫（母が渋沢の三女）に当たり，父方の祖父は実業家の尾高惇忠《あつただ》であり，2021年のNHK大河ドラマ『青天を衝け』でも，渋沢との交流が描かれています。妻・節子《みさおこ》はピアニスト，長男・惇忠《あつただ》は作曲家，次男・忠明は指揮者と，まさに音楽一家です。

前述の「交響曲第1番」のエピソードに象徴されるような強烈な頭痛は，尾高の健康を悪化させ，音楽活動を続けることを妨げ，死を早めたと推察されます。頭の中に悲惨な戦争が勃発するような激烈な痛みでもあったのかもしれません。

⑰ 夏目雅子（1957 – 1985年）

日本の女優。テレビドラマ『西遊記』（1978年）の三蔵法師役で人気を博し，NHKドラマ『ザ・商社』（1980年）のヒロインに選ばれ，映画『二百三高地』などにも出演した後，『鬼龍院花子の生涯』（1982年）に出演した際のセリフ，「なめたらいかんぜよ」が当時の流行語となり，強烈な印象を残しました。ナレーションを務めた映画『北の螢』（1984年）が銀幕での遺作となりました。

作家の伊集院静と結婚した翌年，1985年2月の舞台『愚かな女』公演中に，口内炎が生じ，激しい頭痛などをきたし，体調不良を訴え，入院。検査の結果「急性骨髄性白血病」と診断されました。約7ヵ月の入院治療により一時は回復しましたが，27歳で死去しました。

実家の小達《おだて》家は，元々徳川将軍の御殿医で，薬草園も拝領していた家柄であり，その家筋の良さも相まって「佳人薄命」と多くのファンに今もその死

JCOPY 88002-913

が惜しまれています。

血液のガンとも称される急性骨髄性白血病は，ガン化した細胞（白血病細胞）が，無限に増殖し，正常な血液細胞が作られないため，貧血，息切れ，全身倦怠感，発熱，鼻出血，全身各部位の痛みなど，多岐にわたる症状を呈します。激しい頭痛も，その症状の1つであることを夏目雅子の事例は教えてくれました。

2. あの人もこの人も……世界編

❶ ヒポクラテス（紀元前460年頃～紀元前370年頃）

古代ギリシアの医学者。医学の父，医聖と称されています。魔法や迷信などを基盤とした医術から経験を重視した科学的医学へと導きました。数々の医説は，紀元前3世紀頃に『ヒポクラテス全集』として編纂され今日に伝えられており，医師としての倫理規範（「ヒポクラテスの誓い」）や数多くの医療に関する記述が詳細に記載されており，今でも医学論文や医学書執筆などに際して，しばしば引用されます。

その全集には，頭痛に関しても記述されており，「前兆のある片頭痛」について症例報告の形式で「いつも光のように輝くものが……見え……，ついで同側のこめかみに痛みが出現し，頭全体そして頸のつけ根に拡がっていく……。」などと，詳細に記されています。

また，女性の片頭痛が，月経周期に強く影響され，妊娠すると和らぐなどの指摘もあるようで，頭痛にとどまらず，医師としてのその比類ない観察眼と筆力には感服します。

頭痛の診療にあたって，患者の話をよく聞く（傾聴）ことと，その症状の物語を丹念に記述することの大切さを，医学の父は，今もなお，教えてくれています。

❷ 曹操（155－220年）

中国の後漢末期の武将・政治家。中国全土を支配していた後漢の役人でしたが，皇帝から政権を奪い，献帝を擁して中国北部を統一しました。その後，南部に攻め込みますが，有名な「赤壁の戦い」（映画『レッドクリフ　Part I』〈ジョン・ウー監督，2008年〉に詳しく描かれた）で，孫権，劉備の連合軍に敗れます。その後，魏を建国した始祖であり，武力にも政治力にも優れた王として君臨しました。

曹操の持病が頭痛であったことは広く知られており，侍医は中国史上最も有名な医師とされる華佗《かだ》。華佗は，麻沸散《まふつさん》（麻酔薬の一種）を用いた外科手術を得意としていましたが，曹操の持病の頭痛の治療（漢方薬や鍼治療など）にも当たっていました。しかし，ある時，曹操の怒りを買って収監され，獄死したと伝えらえています。

斧で頭を切り開き頭痛のもとを取り除く開頭術を勧めたから，曹操の命令に服さなかったから，敵方の武将・関羽の治療に当たったからなど，収監の理由は諸説あるようです。しかし，華佗の死後，頭痛に難渋したり，さらには後継者と目していた息子が病で早世するなど，不幸が続いたことから，大いに後悔して頭を痛めたようです。

『三国志』の重要な登場人物の1人で敵役・悪役とされ，「治世の能臣，乱世の奸雄《かんゆう》」とも評された曹操の波乱万丈の歴史の一コマの中に，彼の頭痛の存在が大きく横たわっていたのは興味深いものです。

❸ フランツ・ヨーゼフ・ハイドン（1732 − 1809 年）

オーストリアの作曲家。ウィーン古典派の代表であり，「交響曲の父」「弦楽四重奏曲の父」と称されています。弟のミヒャエル・ハイドンも作曲家です。

「ロンドン」などの交響曲，管弦楽曲，協奏曲，室内楽曲をはじめ，オペラから民謡の編曲に至るまで，1,000 曲に及ぶとされる膨大な作品を残しています。ドイツ国歌はハイドンの『神よ　皇帝フランツを守り給え』（オーストリア皇帝讃歌）の旋律が用いられています。

ハイドンは，几帳面な性格で決まった日課を守り，仕事には厳格で正確さを旨として，音楽活動，日常生活を送っていたと伝えられています。

オラトリオ（聖譚曲《せいたんきょく》，声楽と管弦楽からなる宗教曲）『四季』（英国の詩人，ジェームス・トムソンによる長大な叙事詩）の作曲に3年ほど要し，ようやく 1801 年の始めに完成。苦心して仕上げたことから，あまりに緊張が続いた結果，衰弱して，その仕事を終えてから間もなく，頭痛に悩まされていたとされています。

「うつ」の傾向もあったという説もあります。きわめて几帳面な性格で生真面目な人が重く大きな仕事を任されて強い緊張が続き，心身の疲弊を招き，結果，頭痛をきたし命を縮めるリスクがあることを，ハイドンの楽曲は伝えているのかもしれません。

❹ ジェームズ・ワット（1736 ─ 1819 年）

英国（スコットランド）出身の発明家・機械技術者。蒸気機関の技術と設計を改良して，人や馬に代わる動力としての蒸気機関を確立し，英国のみならず世界の産業革命の進展に寄与しました。その栄誉と功績を称えて，国際単位系における仕事率の単位には，「ワット（W）」という名称が付けられています。

ワットは，手先が器用で，豊かな学識を有する天才的な発明家でしたが，事業家としてはあまり有能ではなく，ビジネス交渉は不得手であったと言われています。また，臆病で心配性であり，健康にも優れず，頭痛にも悩まされていたようです。肖像画にも神経質そうな姿が描かれています。

片頭痛の発作が，特に良いアイデアが生まれるときに先立って生じ，憂うつ，無力，怠惰な状態に陥るようなエピソードがいくつも伝えられています。

頭から「蒸気」が出るまで新しい発明を考え抜き，事業の成否のことが心配で心配で，いつも頭痛の種は尽きない日々のワットの仕事ぶりであったのでしょう。

❺ ヴォルフガング・アマデウス・モーツァルト（1756 ─ 1791 年）

ハイドンと並んでウィーン古典派を代表するオーストリアの作曲家。幅広いジャンルに優れた作品を残し，35 年という生涯で 600 曲以上を作曲しました。交響曲，各種協奏曲，歌曲，ピアノ曲，オペラ（『フィガロの結婚』『ドン・ジョヴァンニ』など），宗教曲まで，モーツァルトが作曲した多くの作品は，現在も世界中で演奏され，愛されています。

5 歳から作曲をしたという天才モーツァルトですが，30 歳代から死に至る直前まで，頭痛にも悩まされていたと伝えられています。その死因について，頭部外傷後の慢性硬膜下血腫，リウマチ熱，毒殺，寄生虫感染など，様々な説が提示されているようですが，いずれも明確な医学的実証が得られてはいません。

いずれにしても，頭痛に悩まされながらもモーツァルトは，死の直前まで最後の作品となった『レクイエム（鎮魂歌）』と格闘していたようです。

「永遠の安息を　かれらに与えたまえ　アーメン」（『レクイエム』の一節

より）

❻ ルートヴィヒ・ヴァン・ベートーヴェン（1770 − 1827 年）

ドイツの作曲家。ハイドン，モーツァルトと並ぶウィーンの古典派を代表する偉大な作曲家です。「楽聖」と呼ばれ，後世に多大な影響を及ぼし，現在も数多くの作品が世界各地で演奏されています。ピアノ協奏曲（『皇帝』など），ピアノ曲（『悲愴』『月光』『熱情』など），弦楽四重奏曲など，幅広いジャンルの作品を数多く生み出しました。

代表作は，交響曲第 3 番（『英雄』），第 5 番（『運命』），第 6 番（『田園』），第 9 番（「合唱付き」）。とりわけ，日本では第 9 番が，年末恒例の演奏曲として定着しています。

また日本においては，多くの小・中学校の音楽室の壁に右手にペン，左手に楽譜を持って厳しい表情で曲の構想を練っているベートーヴェンの肖像画が飾られており，子どもの頃からその姿に触れています。

ベートーヴェンが難聴（20 歳代〜）であったことは，よく知られていますが，耳硬化症による伝音性難聴の説が有力であるようです。また，頭痛にも悩まされていたと伝えられており，特に交響曲第 6 番（『田園』）の嵐の部分は，片頭痛の情景に酷似しているという見解もあるようです。これは，芥川龍之介が『歯車』の中で，片頭痛の情景を表現したとされる解釈と共通しているように思えます。

ベートーヴェンの健康障害については，鉛中毒，梅毒など，様々な説がありますが，確定的な診療録や診断書があるわけではないので，あくまで推察の域を出ないようです。

約 200 年前に，56 歳で亡くなるまで，耳が聞こえなくなる不安と戦いながら，膨大な音楽の傑作を生みだし続けたその頭からは，創造の苦悩の産物として，痛みの響きが発せられていたのでしょう。

❼ チャールズ・ダーウィン（1809 − 1882 年）

英国の博物学者。すべての生物種は，長い年月の自然選択の過程を経て，次第に現在の形に進化したとする「進化論」を体系づけ，後世に多大な影響を与えました。

有名な著作に，『種の起源』『ビーグル号航海記』『ミミズと土』などがあります。

ダーウィンは，20 歳代から頭痛に悩まされていたと伝えられており，『ビーグル号航海記』にも，頭痛のために臥床し，こめかみには豆や黒い膏薬を2つに割ったものを貼り付けるなどの記述があるようです。

日本ではかつて，梅干しをこめかみに貼ることが行われていましたが，同じような対処法が19 世紀の大西洋上の英国海軍の測量船の中で行われていたのであれば，興味深いものです。

ダーウィンは，一般的には生物学者として捉えられ，現代生物学の基礎を成した自然科学者と評価されていますが，元々は地質学者であり，分野・領域をまたがり，鋭い観察眼と深い洞察力から進化論を生み出した，まさしく博物学者と称するのがふさわしいように思います。

生物，そして人類の長大な進化の歴史と展望を表現する「進化論」の構築には，悩ましい頭痛の「種」が自然に付いてきたのかもしれません。

❽ フェリックス・メンデルスゾーン（1809 − 1847 年）

ドイツの作曲者，指揮者，ピアニスト，オルガニスト。ハンブルクの裕福なユダヤ系の銀行家の子として生まれ，貴族的で優雅な生活を送ったことが作品にも反映され，「幸福の音楽」として集約されるという見解もあるようです。

モーツァルトと同じように，早熟の天才で，子どもの頃からバッハの全作品や，ベートーヴェンの「合唱付き」を暗譜していたと伝えられています。『真夏の夜の夢　序曲』『ヴァイオリン協奏曲』『結婚行進曲』『無言歌集』など，今日でもよく知られ親しまれている数多くの曲を残しました。

メンデルスゾーンは，20 歳代から頭痛に悩まされていたようで，最期は過密な演奏旅行による疲弊と，姉の急死による悲嘆などが重なってか，激しい頭痛を訴え，悲鳴をあげてベッドに倒れこんで意識をなくし，間もなくして死去したなどと伝えられています。

死因については，それらの経過や家族歴から，脳の病気，脳卒中，脳動脈奇形による出血など，いろいろな説があるようですが，今なお謎に包まれています。

子どもの頃から幸福な日々を過ごしてきたようですが，人生後半，とりわけ 30 歳代の最期の時期は，激しい頭痛に象徴される悲劇の日々であったようです。

⑨ ヴィルヘルム・リヒャルト・ワーグナー（1813 － 1883 年）

ドイツ・ロマン派の作曲家，指揮者，思想家。旧来のアリア（独唱歌曲）主体のオペラ（歌劇）に対して，音楽（管弦楽）と劇の進行を緊密にして融合した形式の「楽劇」を創始しました。台本も執筆し，理論家，文筆家としても知られた文化人の一人でした。楽劇の上演のために，バイロイト祝祭劇場（ドイツの小都市バイロイトでは現在も夏には音楽祭が開かれ，ワーグナーの作品が上演され，多くの聴衆を集める）を設計・設立するなど，人間の本質を表現する総合芸術を目指していました。

代表作は，オペラ『タンホイザー』『ローエングリン』，楽劇『トリスタンとイゾルデ』『ニーベルングの指環』（四部作）などです。

『ニーベルングの指環』のテーマは，片頭痛だとするドイツの神経科医チームの医学論文があり，特に第 2 夜「ジークフリート」の楽曲には，片頭痛のリズムや前兆の視覚障害を想起させる描写が表現されているという説があります。

ワーグナーが，自身の手記や手紙の中で激しい片頭痛や前兆に悩まされていたことを記しています。偉大な音楽家，思想家が激動の時代の中（1848 年ドイツ三月革命に参加），音楽と思想の悩みの中で頭を痛めていたことは確かなようです。

1883 年 2 月 12 日に楽劇のピアノ演奏を務めた翌日，突然心臓発作で倒れ，妻の腕の中で亡くなりました。心筋梗塞の発作という説が有力のようです。

⑩ ピョートル・チャイコフスキー（1840 － 1893 年）

ロシアが生んだ偉大な作曲家。裕福な家庭に生まれ，多くの名作を生み出し，バレエ音楽『白鳥の湖』『眠れる森の美女』『くるみ割り人形』，オペラ『オルレアンの少女』『エフゲニー・オネーギン』，演奏会用行進曲『スラヴ行進曲』，そして最後の傑作となる交響曲第 6 番『悲愴』など，ピアノ協奏曲，ヴァイオリン協奏曲にとどまらない幅広い分野にわたる数多くの作品を残しています。

チャイコフスキーの偉業を記念して，1958 年から 4 年ごとに開催されている「チャイコフスキー国際コンクール」は，世界三大コンクールの 1 つとされ，世界的な権威を誇っています。

チャイコフスキーの作品の曲想は，華やかで力強く情熱的な面と，憂愁で感傷的な面の双極性があるとされていますが，彼自身が躁うつ病であったと伝えらえていることと大いに連関していると思われます。

また，ヘビースモーカーであり，アルコール多量常飲者であったようで，彼の作ったバレエ音楽をはじめとする優美な音楽とは裏腹に彼の心は深い部分で荒んでいたのかもしれません。

うつ病に伴う周期的な頭痛に悩まされていたようで，『悲愴』初演で指揮をした後，間もなくして死亡したのは，自殺ではないかという説も示されていたとされています。

チャイコフスキーの写真の1つに，イスに座り，暗い顔と目の表情で，左のこめかみ辺りに左手を当て，何か深く思い悩んでいる姿が写っているものがあります。人生の苦悩と頭痛にひたすら耐えていたのでしょうか。

⑪ フリードリヒ・ニーチェ（1844 − 1900 年）

ドイツの哲学者，古典文献学者。実存主義（人間の実存を中心的関心とする思想）の代表的思想家。スイスのバーゼル大学教授（1869 ～ 1879 年）を経て，在野の哲学者として過ごしました。

『人間的な，あまりに人間的な』『悲劇の誕生』『悦ばしき知識』『ツァラトゥストラかく語りき』などの著作があります。

ニーチェは，30 歳代に激しい頭痛によって体調を崩したとされ，ほかにも様々な健康障害を抱えていたようで，大学教授としての業務にも支障をきたすようになったことから，在職 10 年で辞職したとされています。しかし，彼の後世に残る哲学的著作の多くは，教壇を去った後から執筆されたものであり，頭痛などがニーチェの哲学的思想体系を構築したといってもよいでしょう。

もっとも，彼の哲学書を読み解こうとすると，あまりに難解なために頭が痛くなってしまう読者もいるかもしれません。

⑫ グスタフ・マーラー（1860 − 1911 年）

オーストリアの作曲家・指揮者。ベートーヴェンと同じく 9 つの交響曲を作曲しました。第 8 番と第 9 番の間に声楽を伴う交響『大地の歌』を作曲しています。さらには，歌曲集『少年の魔法の角笛』『若き日の歌』などの作品を生み出し，20 世紀の音楽家に多大な影響を及ぼしたとされています。

頭痛持ちであったと言われており，アスピリン（1899 年にドイツのバイエル社から発売された。アセチルサリチル酸）で，治療していたようです。また，50歳の時には精神分析医フロイトの診療を受け，その強迫神経症の症状は回復したとされています。気難しく一徹な性格で完全主義者のため，楽団員などから反発を買うことも多かったかもしれません。

50歳で細菌性心内膜炎で死去していますが，最期の言葉は「モーツァルト，モーツァルト」だったと言います。

チェコのボヘミアで生まれ，ユダヤ系という血筋と，親族の中に精神疾患と深い関わりを有する者が多かったとされているマーラーの複雑な背景と，自身も繊細な神経の持ち主であったことから多くの悩みを抱え，さらには仕事の鬼ゆえの厳しい日々の積み重ねにより，頭痛が生まれていたのかもしれません。

⑬ パブロ・ピカソ（1881 － 1973 年）

スペインに生まれ，フランスで創作活動をした20世紀最大の画家，彫刻家。ジョルジュ・ブラックと共に，『アヴィニョンの娘たち』に代表されるキュービズム（美術の立体派）を創始。91年の生涯にわたり，油絵，素描，版画，彫刻，陶器などの制作を続け，「最も多作な美術家」として知られています。

大作『ゲルニカ』（ナチス・ドイツがスペインのゲルニカを襲撃したことへの非難を表現）に象徴されるように，イデオロギー（ものの考え方）は鮮明で，左翼，反体制思想，フランス共産党員でもありました。

ピカソの絵画では，顔の目や鼻，口が左右非対称に描かれているものが多く（『泣く女』〈1937年〉など），ピカソ自身が片頭痛を患っていたことが影響しているのではないかという説もあるようです。確かに『泣く女』に描かれた女性は，頭も顔も目も鼻も左右非対称であると共に，それぞれがきわめて不規則で乱れた形をしています。「ピカソの描く片頭痛」として彼の作品を見直してみると，理解しやすいかもしれません。

ピカソの絵画は「子どもが描いたようだ」としばしば語られますが，彼自身「子どもは誰でも，芸術家だ」と述べ，生涯，子どものような感性と表現性を保ち続け，自由奔放な人生を送っていたのでしょう。その自由さの中に，頭痛のエピソードが深く隠されているとすれば，興味深いものです。

⑭ ジョージ・ガーシュウィン（1898 － 1937 年）

アメリカの作曲家，ピアノ奏者。クラシック音楽とジャズの融合を図り，シンフォニック・ジャズを創始し，アメリカ音楽を作り上げた作曲家とされています。『ラプソディー・イン・ブルー』『パリのアメリカ人』，オペラ『ポーギーとベス』などの作品を残しています。

亡くなる前年頃から，うつ状態となり，体調を崩し，めまい，吐き気などが起こるようになりました。1937 年 7 月に意識消失をきたし，緊急入院。当時，一流の脳神経外科医が呼ばれ，開頭手術がなされましたが，38 歳の若さで死去しました。脳腫瘍の中でも，最も悪性とされる多形膠芽腫《こうがしゅ》（グリオブラストーマ）であったとされています。

実は，ガーシュウィンを救おうと脳神経外科医の第一人者ダンディ医師を呼んだのですが，彼は海上のヨットで休暇静養中であったため，駆逐艦でヨットを探し，空港へはオートバイの先導で向かったというエピソードがあります。ただ，緊急を要する手術にダンディ医師の到着を待てず，別に呼ばれた優秀な医師と電話でやり取りをしながら手術をしたそうですが，腫瘍があまりに大きく，ガーシュウィンの命を救うことはできませんでした。

頭痛には軽症のものもありますが，彼のような強い頭痛などの症状は，脳の病気，しかも最も悪性の脳腫瘍によるものもあり，このように症状が重く生命に関わる頭痛があるという教訓を，多くのアメリカ音楽と共に，ガーシュウィンは残してくれたのでしょう。

⑮ ベーブ・ルース（1895 − 1948 年）

アメリカのプロ野球選手。愛称は「バンビーノ」。最初にアメリカ野球殿堂入りを果たした 5 人の中の一人。数多くの豪快な本塁打を打ち，アメリカでの野球人気を大いに高めた功労者であり，「野球の神様」などと称されています。

晩年，首の悪性腫瘍（鼻咽頭ガンとされている）のため，目の痛み，激しい頭痛，嗄声《させい》（しゃがれ声）などの症状をきたしました。

放射線療法や化学療法を受け，一時は頭痛などの症状も回復しましたが，最期は「大男であったにもかかわらず，腕は骨と皮のみ……」と語られるような状態となって亡くなりました。

童顔であったため親しみが湧き，その強打者ぶりに対戦チームの野球ファンからも愛され続けたベーブ・ルースが，激しい頭痛にさいなまれた晩年の日々を過ごしていたことを知ると，天空の「野球の神様」を深く偲ばずにはいられないように思います。

⑯ ブルース・リー（1940 − 1973 年）

香港の武道家，俳優（アクション・スター），脚本家，監督，映画プロデューサー。

映画『燃えよドラゴン』（1973 年）が世界的な大ヒット作となり，アクション・スターとして知名度が急上昇しましたが，その時，すでにリーは亡くなっていました。

1973 年 7 月，リーが 32 歳の時，映画『死亡遊戯』で共演予定であった女優の香港の自宅で頭痛を訴え，鎮痛剤（アスピリンを含む）を服用してベッドに横たわった後，昏睡状態となり，病院に搬送されましたが，死去したとされています。

「アチョー」という格闘をする際の独特な叫び声（「怪鳥音」と呼ぶ）と，俊敏で力強い武術動作は，映画ファンを画面に釘付けにさせるほどの魅力があり，一時日本でも，リーがヌンチャクを持って戦うスタイルを真似した若者の姿が，各所で見られたものでした。

リーが激しい頭痛をきたした原因については，司法解剖の結果，「脳浮腫」という事実のみが公表されました。しかし，それに納得できない人たちによる様々な論争が巻き起こり，大麻，頭痛薬の副作用，てんかんによる突然死などの説が指摘されましたが，いずれも断定するには至ってはいません。

今でも，アクション映画の名作とも言える『燃えよドラゴン』を見ると実に面白く，独特の怪鳥音を聞きつつ，画面に引き込まれていくうちに，いつの間にか日頃の頭痛も吹き飛んでしまうかのようです。

3. 頭痛はこんなところにも

❶ 不思議の国のアリス症候群

英国の数学者 チャールズ・ラトウィッジ・ドジソン（1832-1898 年）が「ルイス・キャロル」の筆名で執筆した児童小説『不思議の国のアリス』（1865 年刊）のタイトルにちなんで，名付けられた症候群（英国の精神科医 ジョン・トッドの 1955 年の論文「The Syndrome of Alice in Wonderland」）です。

眼に障害がないにもかかわらず，まわりの人や物が大きく見えたり（大視症），小さく見えたり（小視症），ゆがんで見えたり（変視症）する症状をきたします。時間の進み方が速くなったり遅くなったりするような感じになる人や自身が空中を浮遊するような感覚を示す人もいるようです。

子どもでは，EB（エプスタイン・バール）ウイルスによる感染で引き起こされた一過性の中枢神経系の炎症でこのような症状をきたす例が多く見られますが，保護者からは「夢でも見たのだろう」と片づけられてしまうなど，軽いエピソードで終わるようです。

一方，成人では，片頭痛の場合，この「不思議の国のアリス症候群」の症状を定常的に存している例が指摘されています。ルイス・キャロルは片頭痛に悩んでいたことが知られており，彼自身の実体験を基盤に，小説の中のアリスの感覚が描写されていたのかもしれません。

『不思議の国のアリス』は，1903 年に初めて映像化（モノクロ / 無声 /8 分間）されて以来，映像技術と媒体の進化・発達に伴い，長編化，有声化，カラー化，アニメーション化，実写化され，さらに近年でもコンピューターグラフィックを駆使した作品（映画，テレビ映画など）などが，続編の小説『鏡の国のアリス』と組み合わされて制作され続けています。

人や物が大きくなったり，小さくなったり，からだの一部がゆがんで見えたり，からだが空中に飛んだりなど，映像化により，より鮮明に印象深く不思議の世界に迷い込んだことを共感でき，かつて幼いころに実体験した「夢のような」感覚を再現できるために，子どもたちは大いに共感できるのでしょう。

片頭痛を有する人にとっては，大いに悩ましい症状ですが，時には白ウサギを追いかけて，空間や時間を自由に感じられるようなワンダーランドに迷い込んでみたい気もします。

❷『ハリー・ポッター』（ダニエル・ラドクリフ）の頭痛

『ハリー・ポッター』は，英国の作家 J.K. ローリングによって著された全 7 巻（1 巻『ハリー・ポッターと賢者の石』/1997 年～ 7 巻『ハリー・ポッターと死の秘宝』/2007 年）に及ぶ魔法使いの少年ハリー・ポッターを主人公とする長編空想小説です。世界的な社会現象となるほどの大ヒット作となり，70 以上の言語に翻訳され，史上最も多く売れたシリーズとされています。日本でも「ハリポタ」の通称が広がるなどして，大人気を博しました。

このシリーズは，ワーナー・ブラザースによって映画化され，2001 年に映画『ハリー・ポッターと賢者の石』が公開され大反響を呼び，一挙に世界的人気の火が付きました。その後も，続編が制作され2011年の8作目『ハリー・ポッターと死の秘宝 Part2』に至るまでハリー・ポッター役を務めたのが，英国の俳優 ダニエル・ラドクリフ（1989年〜）です。

18歳の時から数年間，ストレスが原因でアルコール依存症に陥り，映画『ハリー・ポッター』の撮影時にも，アルコールが残ったまま参加していたと告白していたようです。

2012年初めに，ラドクリフは突然激しい頭痛に襲われ，仕事もキャンセルせざるを得ず，病院で診察・検査を受け，「群発頭痛」（本書33頁参照）と診断されたことが知られています。

群発頭痛は，別名「自殺頭痛」と呼ばれるように自殺したい，自傷したいなどの衝動にかられる例もあるようです。「とてつもない痛み」をきたし，スプーンやナイフで「目玉をえぐられるほど」の激痛が一定期間，毎日のように続くと言います。

ラドクリフも，1日に12錠もの頭痛薬を飲むほどの強い痛みにさいなまれ，仕事もキャンセルせざるを得なかったと伝えられています。

ハリー・ポッターの宿敵，強大な闇の魔法使いヴォルデモートが，ラドクリフの頭の中に侵入し，斧を振って傷めつけている光景を思い描いてしまいそうです。

❸ 頭風《ずふう》

頭が痛む症状を「頭痛」（英語：headache）と称しますが，かつての日本では「頭風《ずふう》」という表現もありました。

平安時代中期に作られた辞書，一種の百科事典とされる『和名類聚抄《わみょうるいじゅしょう》』（略称『和名抄《わみょうしょう》』）は，三十六歌仙の一人，貴人であり，学者でもあった源順《みなもとのしたごう》が，承平年間（931〜938年）に撰したものですが，その中には，「太祖苦頭風」と，魏の始祖である曹操が頭痛で苦しんだことにつき，「頭風ト頭痛トハソノ痛ノ深浅ニヨリテ之ヲ別ツナリ」と記されていることが知られています。

今日でも，東洋医学，漢方医学では，頭の痛みを主な症状とする状態を「頭痛」と称し，頭痛が激烈でその発作が反復して起こり，なかなか治らない状態のものを「頭風」と称しているとのことですから，源順の辞書の威力（効果）は千年以上も長きにわたって保たれているのでしょう。

わが国最古の医学書とされる『医心方《いしんぼう》』(984年) にも頭風の記載があり，頭痛持ちで知られた藤原道長が記した私生活の記録『御堂関白記《みどうかんぱくき》』にも,「頭風発動」(1012年) などの表現が見られるようです。

元々,「風」には病気という意味もあり，たとえば「風邪 (かぜ)」や「中風 (ちゅうふう，ちゅぶう，ちゅうぶ)」(現代でいう脳卒中による運動機能障害，言語障害などを指した状態),「痛風」など，数々の病名にその名残が見られます。

したがって,「頭が痛い状態」を「頭の病気」という意味で「頭風」と呼んでいたのは，ごく自然のことなのかもしれません。

4. 頭痛の守護聖人

日本でも，病気や障害の治癒を祈願するために，寺社仏閣を訪れる人が今も後を絶ちません。京都の三十三間堂 (本書121頁ページ参照) が,「頭痛山平癒寺」の別名を有するほど，お参りに来る人が多いというのも良い例でしょう。

キリスト教では，それぞれの対象を持つ守護聖人が，その役割を果たしています。

「頭痛の守護聖人」と称される代表格は，聖アスピリヌス。19世紀の古くより使われているバイエル社のアスピリン (アセチルサリチル酸) の薬品名が，その聖人の名に由来しているとの説があるようです。

『聖人366日事典』(鹿島茂，東京堂出版，2016年) には，日ごとの各聖人の守護する対象などが記載されていて興味深いものです。

頭痛，頭風に苦しむ人，片頭痛に苦しむ人，頭が痛い人などとして後世にまで伝えられている聖人は，聖女コレット，聖ユーグ，聖パンクラティウス，聖メリアドク，聖フィリッポ・ネリ，聖ヨハネ，聖パンタレオン，聖メダール，聖ドニ，聖女ヴィヴィアナ，聖ステファノなど，数多いのです。それだけ，頭痛に悩まされていた人々が多かったのでしょう。

殉教した遺体が葬られた教会の庭に生えた草が頭痛などを予防した (聖女ヴィヴィアナ) という物語はまだしも，頭を集中的に狙って石を投げられるという石打ちの刑に処されてキリスト教最初の殉教者となったことから，頭痛の際には祈願されることになったという由来 (聖ステファノ) は，何とも残酷で痛ましい思いです。むしろ，その悲劇と理不尽さに聖ステファノのために祈りを捧げたくなります。

5.『源氏物語』と頭痛

「いづれの御時にか……」（「桐壺」第1帖）で始まる『源氏物語』は，平安中期の女流作家・歌人の紫式部（生没年未詳）が著わした54帖に及ぶ長編物語。その名の通り，光り輝くように美しく，才能豊かな主人公・光源氏の様々な女性との恋愛を中心に，栄光と挫折，政争などを織り込んだ貴族社会の表と裏を，細やかな心理描写とともに綴っており，日本の古典文学の代表作品で，海外でも高く評価されています。

脳神経外科医の古井《ふるい》倫士《ともお》の著作（『頭痛の話―片頭痛から遺伝子異常まで―』中央公論新社，中公新書1783，2005年，『読めば楽になる女性のための頭痛の話』黎明書房，2010年）によれば，『源氏物語』には，頭痛に関する記述がいくつか見られると指摘されています。

たとえば，「夕顔」（第4帖）では，「御頭《みぐし》も痛く，身も熱き心地して，いと苦しく，惑はれ給へば，……」（頭も痛く，身も火照った心地がして，実に苦しく惑い……）とあります。

「蓬生《よもぎう》」（第15帖）では，「今すこし問はず語りもせまほしけれど，いと頭《かしら》いたう，うるさく，もの憂ければなむ。……」（いま少し語りたいのですが，頭が痛く，面倒で，気が進まないのです。……）と記されています。

「夕霧」（第39帖）では，「げに，いと香うばしき香の満ちて，頭《かしら》痛きまであけつれば，げにさなりけりと，思ひあはせはべりぬる。」（香ばしい香が満ちて，頭が痛いほどだったので，そうだったかと，思い合わせることがありました。）とあります。

このように「みぐし」「かしら」などの読み方に，現代との違いはありますが，11世紀に執筆された古典の名作の中に頭痛が描写されていることが，時代を超えて親近感を覚え，人々が今もなおこの物語に心を魅きつけられるのかもしれません。

6.『今昔物語集』と頭痛

『今昔物語集』は，平安時代末期（1120年頃）に成立したとされる説話集です。全31巻（8巻，18巻，21巻は欠落）に，1059の説話が和漢混淆文（漢字とカタカナ）で収められています。

それぞれの物語はいずれも「今ハ昔」（今となっては昔のことだが）という書き出しの句で始まり（いつくか例外あり），「トナム語リ傳ヘタルトヤ」（と，このように伝えられているのだという）という結びの句で終わる，特徴的な構造を有しています。

その説話の中に，いくつかの頭痛に関わる記載があります。

柏木寧子《やすこ》の「研究ノート」（『今昔物語集』天竺部にかかわる内容構成表，山口大学哲学研究，21：79-90，2014年）によれば，「頭痛を病む比丘に薬を布施」（第2巻第20話）と記されています。

「一人の比丘有けり。常に頭を病む。薄拘羅，其の時に，……（中略）……。比丘，此れを服して，頭の病癒《いえ》ぬ」とあり，頭痛によく効く薬剤のことが示されています。

また，「御頭を病むで，臥給へり」（第2巻第28話）という記載も見られます。

『今昔物語集』は，百鬼夜行の怪奇な物語が多く収められています。鬼どもに殺されかけて危うく命拾いしたけれど，唾を吐きかけられ，「我が身の隠れにける」（透明人間状態）になってしまった話。「男，殺されず成ぬる事を喜て，心地違ひ　頭ら痛けれども……」（第16巻第32話）の記載もあります。

今も昔も，人が頭を痛め，頭痛に悩まされる様は変わらぬ「トナム語リ傳ヘタルトヤ」。

7. 川柳にみる頭痛

「川柳」の名は，江戸時代中期の点者（連歌，俳諧などで評点を加える人）柄井川柳《からいせんりゅう》（1718～1790年）の名にちなんでいます。季語や切れ字（「や」「かな」など）の制約がない短詩で，日常生活の中の人情，世相，風俗を鋭く表現して，風刺，機智，ユーモアなどが盛り込まれていることが特徴です。

頭痛は，古今東西，日常生活の中でいつでも誰もが経験する症状であり，実際に頭が痛む頭痛がある一方，「頭痛の種」という言葉に象徴されるように，心配・苦労に関して頭痛と表現されることから，川柳の素材としては取り入れやすいのでしょう。

7-1. 江戸期の川柳

『江戸人のしきたり』（北嶋廣敏，幻冬舎，2007年）の記載などを参照すると，江戸川柳にも頭痛を素材にした面白い句が見られます。

「梅干しを　二合目に張る　富士額《ふじびたい》」

頭痛の時には梅干しをこめかみに（二合目）に張るのが民間療法の1つされていたことから，頭痛持ちの若い女性の様を少しばかり艶っぽく（髪の生え際が富士山の形に似ているものを「富士額」と称していたという）表現しています。

「とらまえて　土器灸を　無理に据え」

江戸っ子は，いろいろな痛みに対して灸を据えるのが一般的であったようです。頭痛の時には，頭頂部に焙烙《ほうろく》や土器（かわら）をのせて，その中で灸を据える（もぐさに点火する）ことが行われていたようです。頭を痛がる仲間には，つかまえてでもその民間療法をしてやろうという，江戸っ子気質が表現されています。

「鉢巻きも　頭痛のときは　哀れなり」

頭部を固く縛ると頭痛が軽くなることから，江戸っ子は鉢巻きをしていたようです。いざ，祭りに向かう時などにする鉢巻きは，威勢よく元気の印のようなものですが，同じ鉢巻きでも頭を痛くしてする鉢巻きは，何とも哀れに見えてしまうという描写は，威勢のいい江戸っ子と民間療法をうまく表現しています。

7-2. 現代の川柳

現代の人も負けてはいません。

〈株式会社レゾン　「川柳でこんにちは」応募作品　2010年下半期より〉

「右側に　誰かいるのか　偏頭痛」（作者・ペンネーム：ストレス）

片頭痛では，頭の片側が暴風雨のようだとか，誰かが金槌で頭を打ち付けているのかと思えるほどの痛みをきたすといいます。その苦しさが巧みに表現されています。

「子は育つ　頭痛の種は　フリーター」（作者・ペンネーム：処方箋）

我が子は無事に育って大学も卒業したけれど，うまく就職ができず，あるいは定職を持つことを嫌ってかフリーター（フリー・アルバイター）で日々を暮らしているようです。そのことが子育てを終えた後の新たな悩みの種となっている様が描かれています。

「空っぽの　脳みそをもつ　嬉しさよ」（作者・ペンネーム：からっぽ）

慢性頭痛に悩み苦しむ人もいれば，頭痛にはまったく縁のない人もいます。痛みをきたすような脳みそを持っていなくて良かった良かったと喜んでいる幸せ者の句です。

〈日帰り温泉湯快爽快　お風呂川柳　2017 年 10 月より〉

「日々の湯で　孫のなぞなぞ　難しや」（作者・ペンネーム：北鎌倉人，50 代）

孫と一緒にお風呂に入るのは，楽しいものですが，年齢が長じていろいろななぞなぞを孫から投げかけられるようになってきました。その答えに窮することもしばしばとなり，孫との入浴が新しい頭痛の種になるかもしれません。

〈川柳投稿サイトまるせん　頭痛川柳より〉

「キラキラと　閃輝暗点　偏頭痛」（作者・ペンネーム：はがくれさん，2019 年 2 月）

片頭痛の前兆の視覚障害をそのまま句にした作品。率直で直接的な表現である分，その痛みと苦しさが伝わってきます。

「二日酔　追い撃ちかける　妻の愚痴」（作者・ペンネーム：半か者さん，2021 年 2 月）

前夜深酒して，朝，頭がガンガンする時，妻からいろいろと苦情を浴びせかけられたのでしょう。自業自得ではありますが，ますます頭痛がひどくなるような追い撃ちはつらいものです。

8. 短歌にみる頭痛

短歌で頭痛を素材にしたものの代表と言えば，明治期の歌人・詩人の石川啄木（本名：石川一　1886 ～ 1912 年）の次の作品です。

「日頃の頭痛が却々《なかなか》激しうて詩心錯然」と記し，しばしば頭痛に悩まされていたようです。

「たんたらたら　たんたらたらと　雨滴《あまたれ》が痛む　あたまにひびくかなしさ」

（『一握の砂』）

頭の痛む律動的現象と雨滴の落ちるリズムとを重ね合わせて，啄木が一層頭痛を強く感じ苦しんでいる様を詠んでいるのでしょう。

「はたらけどはたらけど　猶《なほ》わがくらし楽にならざり　ぢっと手を見る」の歌同様に，啄木らしく，痛み，悲しさ，苦しさ，悔しさなどを心情のままに短歌に表現している良い例でしょう。

言葉の達人と呼ばれ，言語感覚が極めて鋭かった作家・脚本家の井上ひさし（2010年，75歳没）の芝居『泣き虫　なまいき　石川啄木』の中で，同郷岩手県出身の金田一京助を演じている役者とのやり取りの中で紹介されたのがこの短歌とされています。

通常，短歌は「五七五七七」の五句31音で作られますが，この啄木の歌は，自由律に近く，3句32音で構成され，和歌・短歌の決まりごとからは大いに外れているようですが，最後の句で短歌らしく巧みにまとめあげているなどと，芝居のセリフで語られています。

頭痛の拍動のように繰り返される痛みの高まりを「たんたらたら」と雨滴の落下音と重ね合わせて表現した啄木の感性は見事です。

同じく頭痛に悩んだ明治期の作家・樋口一葉を主人公にした井上ひさしの戯曲『頭痛　肩こり　樋口一葉』（音楽劇）の冒頭には，「ぼんぼん盆の十六日に，地獄の地獄の蓋があく……」と童歌のような「盆の練り歩き唄」が流れます。こちらも独特の日本語の韻律を巧みに組み入れて，劇の本題へと導入していきます。

石川啄木の「啄木」の筆名は，少年期に療養していた際，「外から聞こえるキツツキ（啄木鳥）が木を叩く音にいつも慰められた」ことから付けたとされています。一方，啄木を悩ませた頭痛は，彼の頭をキツツキが叩くような刺激だったのかもしれません。

さらに，大谷ゆかり歌集『ホライズン』（ながらみ書房，2017年）には，「目の奥にムラサキウニの鳴くような偏頭痛せり今日は満月」と詠まれています。片頭痛と視覚障害の症状が満月と片頭痛発症との関係なども入れて，短い言葉の中に表現されているのは，作者自身の頭痛経験を物語っているのでしょう。

「眠れない夜は化石を掘るごとくノートに書くと頭痛が止まる」（埼玉県，

岡田美幸)

これは，2019 年度，NHK 学園の生涯学習フェスティバル伊香保短歌大会の入選作品の 1 つです。夜中，頭痛のために眠れない時に，黙々とノートにいろいろ書き綴っていくと自然と頭痛も収まっていく様を，静かに表現しています。

頭痛発作のための「ノート療法」とでもいうような，新しいユニークな軽快方法かもしれません。

9. 頭痛ダイアリー

古来，一人ひとりの日常生活の出来事，大切なことを日記に綴ることは，文豪，作家，歌人から，一般市民，中高生，大学生に至るまで，ごく普通に行っています。

『土佐日記』（紀貫之，935 年頃），『紫式部日記』（紫式部，1008 ～ 1010 年），『更級日記』（菅原孝標女，1020 ～ 1059 年），『木戸孝允日記』（木戸孝允，1867 ～ 1877 年），『断腸亭日乗』（永井荷風，1917 ～ 1959 年），『アンネの日記』（アンネ・フランク，1942 ～ 1944 年）など，歴史的，文学的価値の高い日記も数多くあります。

かつて，のど薬の「龍角散トローチ」（株式会社龍角散）のテレビコマーシャルで，コピーの最後に「……と，日記には書いておこう」というセリフがあり，一世風靡をして，急に日記を書く高校生が増えたのではないかとされていました。

いずれにしても，日記をつけることは，個人の記録としても貴重であり，振り返って眺めると，改めて考えついたり思いついたりすることがあるものです。

日本頭痛学会は，「頭痛ダイアリー（日記）で頭痛を攻略」を目標にして，独自の「頭痛ダイアリー」（図）の活用を提唱しています。

患者の側からは，自身の頭痛の症状と経過を正しく伝えるために，診療側からは，具体的な症状や特徴を正しく知るために役立つという，双方にとって有益と考えられています。記載しておくと良い内容は以下のとおりです。

(1) 頭痛が起きた日付，時間帯（午前，午後，夜）

(2) 頭痛の程度（重度〈卅〉・中程度〈廾〉・軽度〈＋〉の 3 段階で表現)

日付	生理		頭痛の程度			影響度	MEMO （頭痛のタイプ，はき気， 前ぶれ，誘因など）
			午前	午後	夜		
／ （　）		痛 薬	———	———	———	——	
／ （　）		痛 薬	———	———	———	——	
／ （　）		痛 薬	———	———	———	——	

図　頭痛ダイアリー

（坂井文彦監，日本頭痛学会ホームページ（https://www.jhsnet.net/pdf/headachediary.pdf）より一部改変）

(3) 使用した薬剤と効果の有無（効いた薬剤名，やや効いた薬剤名，使用回数）

(4) 女性は，生理（月経）の期間

(5) 日常生活への影響（重度〈+++〉・中程度〈++〉・軽度〈+〉の3段階で表現）

(6) メモ欄（頭痛のタイプ，はき気，前ぶれ，誘因など）

・「ズキンズキンとした痛み」あるいは「重い痛み」など痛みの種類
・「光や音に過敏になった」「吐き気あり」「嘔吐あり」などの痛みの特徴や付随する症状
・頭痛の引き金となった事柄
・参加したイベント
・天気
・疲労度合い
・ストレスの有無や程度
・日頃の睡眠時間（寝不足，寝過ぎ）
・空腹
・アルコール
・喫煙

・食事内容（特にチョコレート，チーズ，柑橘類など）
・コーヒー
・光

頭痛に関するありとあらゆることを丹念に日記に記録し続けていくことで，頭痛の特徴と引き金，和らげ方などが自然に理解できるようになり，適切な予防的処置を講ずることもできるという効果も生じます。

「……と，日記には書いておこう」。おススメです。

10. 頭痛と梅干し

梅干しは，梅（中国原産）の果実を数時間塩漬けにした後，日光で3日ほど干して乾燥させ，シソの葉と共に梅酢に漬けて赤く着色した食品です。

平安時代，村上天皇（在位：946～967年）が梅干しと昆布茶で病を治したと伝えられています。戦国時代には，梅干しは保存食としてばかりではなく，傷の消毒や戦場での食中毒，伝染病の予防のために携行されていたようです。江戸期には，正月，節分，大晦日などに縁起担ぎとして，梅干しにお茶を注いだ「大福茶《おおぶくちゃ》」を飲むことが庶民の間で広まりましたが，この習慣は今も受け継がれています。

その他，江戸時代においては，すでに梅干しの消化吸収促進，疲労回復，殺菌，消毒，解毒，腐敗防止などの効能が知られており，いろいろな使われ方がなされたようです。

先に紹介した川柳，「梅干しを　二合目に張る　富士額《ふじびたい》」に象徴されるように，梅干し片を付けた小さな紙片をこめかみ辺りに張ると，頭痛や癇癪《かんしゃく》の予防や治療になるとされ，民間療法の1つとして定着しています。

昭和の中期あたりまでは，日本ではこめかみに梅干し片を張った老婆を「梅干し婆さん」と呼び，下町などではよく見かけたものです。映画やテレビドラマの時代劇の中でも，高齢女性がこめかみに梅干しを張り付けて登場する場面がよくあります。これは昔から梅干しをこめかみに張って頭痛予防（治療）をしていたためと思われます。

ちなみに，しわだらけの老婆の顔をしわのある梅干しに見立てて「梅干し婆さん」と呼ぶこともありました。「梅干しじいさん」とは言わないのは不思議です。

頭痛に梅干しが効くのは，梅干しの香り成分であるベンズアルデヒドが痛みの鎮痛や軽減効果があるためとされています。こめかみに張り付けなくても，香りを嗅ぐだけでも同じ効果が得られるようです（紀州梅効能研究会）。

「寝すごして　嫁梅干しを　顔へあて」

これも江戸時代の川柳ですが，寝過ごしてしまった嫁が，先に起きている同居の姑《しゅうとめ》に言い訳，口実のために「頭痛がひどくて，顔（こめかみ）に梅干しを張り付けている」ように装っている様を詠んだものでしょう。

今も，つい寝過ごして職場への出勤や学校への登校に遅れた時に，こめかみに梅干しを張り付けて到着すれば，「ひどい頭痛が出て大変だね」と同情・共感をして許してくれる場合もある……，いや，おそらくありません。きっと梅干しのように，口酸っぱく叱られることになるでしょう。

付 録

頭痛解消のための肩コリ・首コリ筋のストレッチ

いわゆる「コリ」が原因の緊張型頭痛では，コリを解消することで頭痛を軽減することが可能です。ここでは主に肩や首周囲の僧帽筋や肩甲挙筋，胸鎖乳頭筋をほぐすストレッチを紹介します。気になった時にさっとでき，寝ながら行うこともできます。コリによる頭痛にお悩みの人はぜひ試してみてください。短時間でも毎日行うことが大切です。

丹羽　潔

首コリ・肩コリ筋にきくストレッチ ①僧帽筋中部・下部

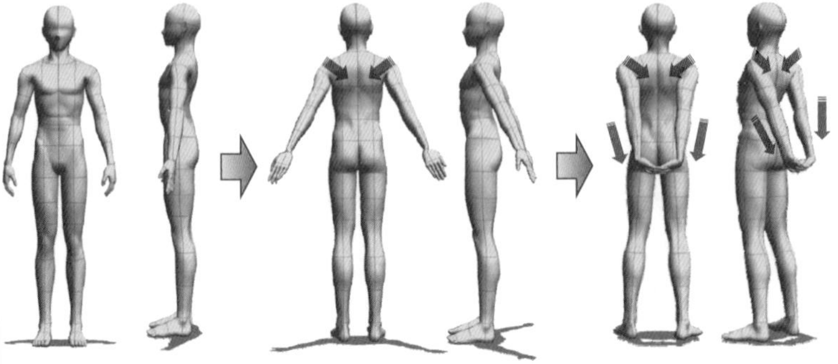

①身体の中心を意識して姿勢を整えます。

②手を後方に伸ばし，肩には力を入れず，胸を大きく張るように深呼吸します。

③手を後ろで組んで下方へ引っ張ります。

首コリ・肩コリ筋にきくストレッチ ②胸鎖乳突筋・肩甲挙筋

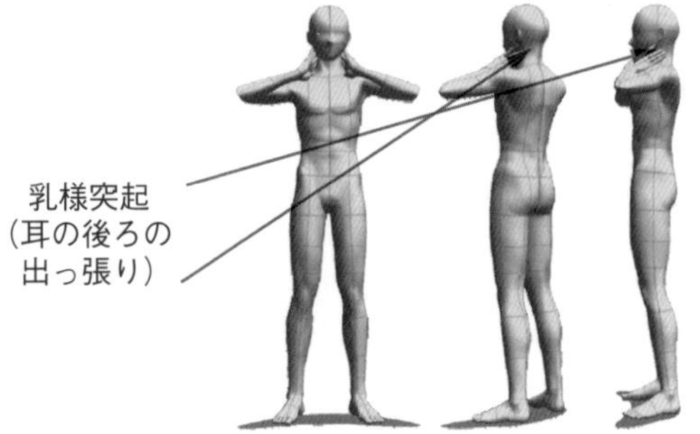

耳の真後ろの頭蓋骨の出っ張り（乳様突起）の直下を少し痛いくらいの力で2～3分押しながら回します。その後，後頭部の首根っこあたりでグリグリする所（うなじの2cmくらい下で筋肉のシコリ）があれば，そこが肩甲挙筋ですので2～3分押しながらほぐします。

リラックスした入浴時におすすめのストレッチです。

首コリ・肩コリ筋にきくストレッチ ③僧帽筋上部

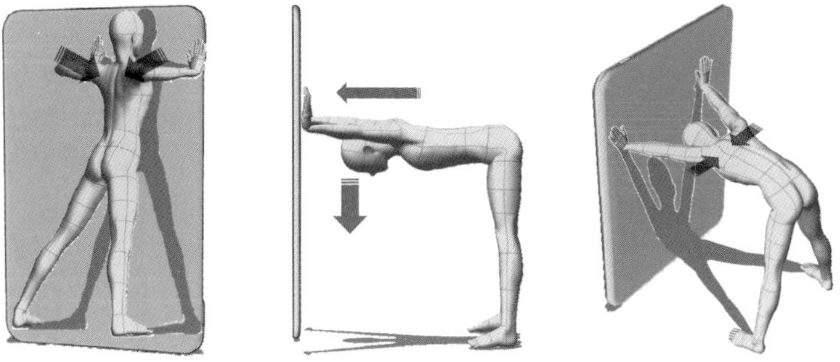

①肩甲骨を寄せ，壁に手を置きます。肘は肩と同じか少し高めにし，肘より肩が壁側に入るのがポイントです。

②肘を伸ばして，少しお尻を出します。頭を下げるほど肩甲骨が寄ります。

③背中はまるめないように。①よりもさらに効果があります。

首コリ・肩コリ筋にきくストレッチ ④僧帽筋上部・中部・三角筋

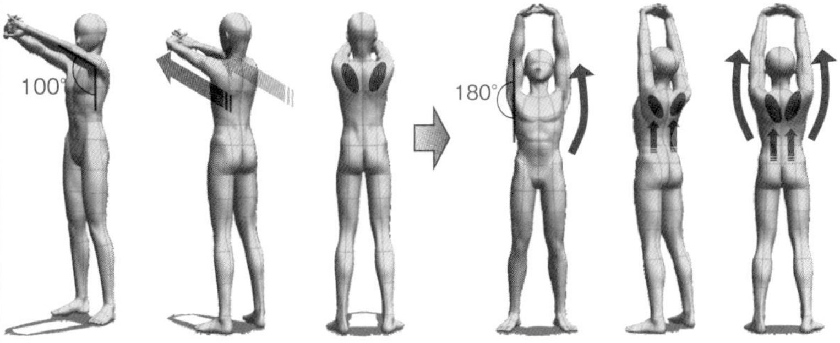

①頭を固定し，手を組んで少し高い位置でなるべく前方に引っ張ります。

②手をなるべく上方へ，背伸びするように引っ張ります。後ろへのけ反らないようにします。

背筋をピンとすることを意識して下さい。

首コリ・肩コリ筋にきくストレッチ ⑤胸鎖乳突筋・肩甲挙筋

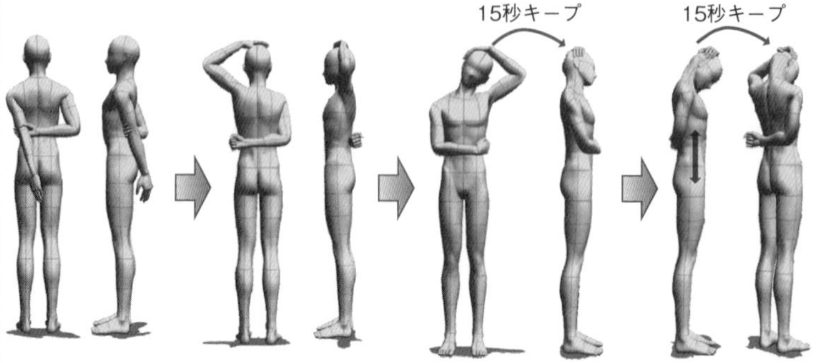

①右手で身体の背面を固定するイメージで，右手で頭頂部をおさえ，右肩と左肘が水平になるようにします。

②体の軸がぶれないようにすると胸鎖乳突筋の根元がストレッチできます。

③右側の胸鎖乳突筋を引っ張った状態で，左手で頭だけ前屈させると肩甲挙筋がストレッチできます。

首コリ・肩コリ筋にきくストレッチ ⑥胸鎖乳突筋

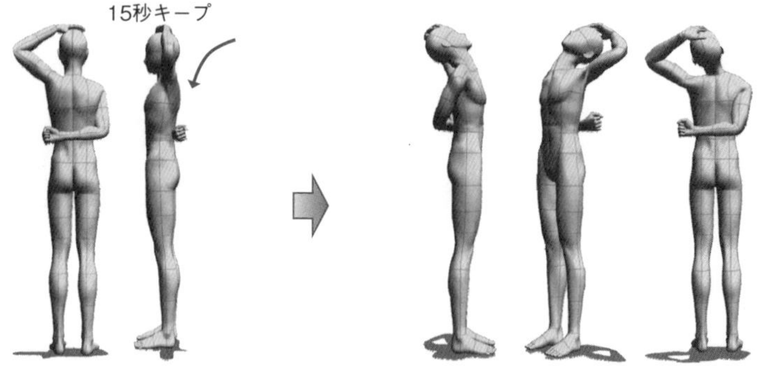

①僧帽筋，肩甲挙筋，胸鎖乳突筋を各15秒キープします。

②④の僧帽筋ストレッチの続きで，左側に僧帽筋を引っ張った状態で左手で頭だけ後屈すると胸鎖乳突筋がストレッチできます。

毎日2回，左右で90秒を続けましょう。

首コリ・肩コリ筋にきくストレッチ ⑦僧帽筋・大胸筋・広背筋 1

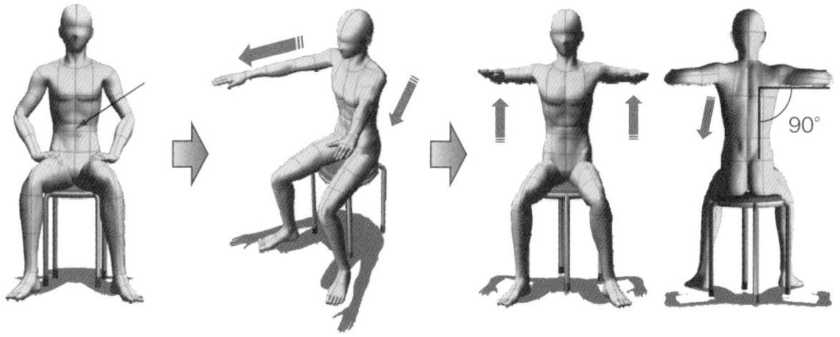

①腹をへこませます。

②腕を肩の高さにして前へ伸ばします。

③頭は動かさず，伸ばした手を水平に引きます。肘は肩より5cmほど後ろにします。

背中を丸めないように注意してストレッチしましょう。

首コリ・肩コリ筋にきくストレッチ ⑦僧帽筋・大胸筋・広背筋 2

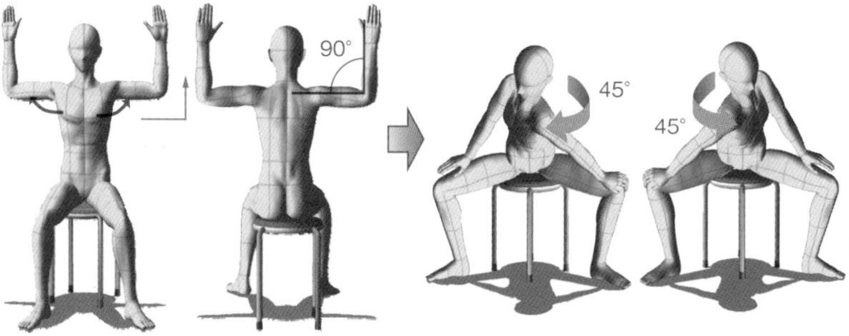

①肘は下げないようにします。

②腹はへこませ，背中はピンとはったままにします。ひねりの動きを加えると，さらに広背筋が強化され，猫背の防止になります。

⑦のストレッチは 90° + 90° を意識し，僧帽筋，大胸筋，広背筋の順にゆっくりと 10 回を目安に毎朝行いましょう。

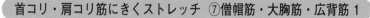

首コリ・肩コリ筋にきくストレッチ ⑧広背筋・僧帽筋下部・大胸筋

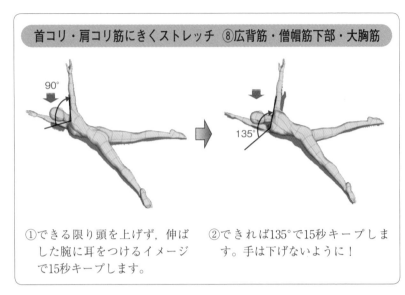

①できる限り頭を上げず，伸ばした腕に耳をつけるイメージで15秒キープします。

②できれば135°で15秒キープします。手は下げないように！

寝ていてもストレッチはできます。左右で1日10回ずつを目安に行いましょう。

あとがき　～頭痛への旅～

「けふもまた．こころの鉦《かね》をうち鳴らし．うち鳴らしつつあくがれて行く」

（若山牧水）

旅は，それを計画した時から心浮き立つものです。そして実際にその地を訪れ，自然，風土，歴史，文化，名所・旧跡，その地の人々との交流，宿，食べ物，飲み物，土産物など，一つひとつの出来事とのふれ合いや経験が，心に刻まれて，写真や映像の記録と合わせて，旅の思い出として心に残ります。

2018（平成30）年8月8日～15日，夏休みを利用して，毎年恒例となった妻との欧州旅行。その年は，イタリアの各地（ミラノ，ヴェネツィア，フィレンツェ，ローマなど）を巡る旅に出かけました。

小グループの旅行でしたが，そこで初めて出逢ったのが，丹羽潔夫妻でした。ゴンドラの中で，ゆったりと川を移動しながら，4人で親しくお話をしたことから，丹羽氏とはお互いに医師という同業であることも加わって，その旅の期間中，楽しく過ごすことができました。帰国後も，幾度となく4人で食事をともにして懇談をする機会を持ちました。

それまでの会話から，丹羽先生が頭痛の専門医であること，頭痛関係の話題を取り上げるテレビ番組などでしばしば解説をされていること，丹羽先生と親しい数名の頭痛専門医が私の仲間・友人であったこと，できれば頭痛について書籍にまとめたいという希望を持っていることなどが分かりました。

それならば「一緒に頭痛の本をつくりましょう！」と話がまとまったのです。

早速，新興医学出版社の林峰子社長に相談して検討していただきました。この時すでに，同社とは『医療と介護のための爪のケア』（2021年1月20日発刊），『神経疾患患者の転倒予防マニュアル』（2021年3月31日発刊）を監修・編集中であり，それに加えて，私自身の著書100冊目『スポーツ医学を志す君たちへ』（南江堂，2021年6月5日発刊）の構成・執筆中でした。

林社長には，制作作業が繁多な時期ではあるけれど，編集スタッフの皆さんと時間をかけて検討した結果，出版をお引き受けいただくことになりました。

以後は，丹羽先生がそれまで蓄積してきた学識と臨床経験，論文，学会発表の資材などを整理・総合し，きわめて短期間に本書の主たる内容の原稿を仕上げてくださいました。

私は，もとより頭痛の専門医でもなく，脳神経内科医・外科医でもなく，整形外科医として身体教育学者として，スポーツ医学に長年従事してきた身であるため，分をわきまえて「あの人もこの人も　みんな頭が痛い」という章で，古今東西の人物と頭痛との逸話をまとめることによって，頭痛の幅広さと奥深さを示す項目を担当することにしました（この発想は，拙著『あの人も転んだ　この人も転んだ―転倒噺と予防川柳―』（三恵社，2021 年 2 月 22 日発刊）の内容と経験が参考となりました）。

ちょうど，新型コロナウイルス感染症（COVID-19）のパンデミック（世界的な流行）の最中に丹羽先生と 2 人で執筆することとなり，「Chapter1　現代人の頭痛」の中には，COVID-19 の症状としての頭痛やコロナストレス，テレワーク，マスクなどの，まさに今起こっているタイムリーなテーマを組み入れることを意識していただきました。

また，「Chapter2　頭痛の中の頭痛」では，片頭痛，緊張型頭痛，群発頭痛にとどまらず，慢性連日性頭痛，薬物乱用頭痛，第四の頭痛（後頭神経痛）など，最新の医学的知見を加えていただき，「Chapter3　危険な頭痛」「Chapter4　まちがった頭痛の診断･治療」「Chapter5　意外な頭痛」「Chapter6　頭痛のケア，最新情報」の各章では，「むずかしいことをやさしく　やさしいことをふかく　ふかいことをおもしろく」（井上ひさし）記述し，かつわかりやすい図表を提示するように努めていただきました。

こうした 2 人の原稿を，林社長と編集部の宮澤 咲さん（医療専門職の臨床現場経験者）が，徹底的に点検し，必要な修正･追加の指摘にとどまらず，関連する文献などを探索して示すというきわめて精緻な校閲作業をしていただいたおかげで，全体としてより正確で理解しやすい構成と表現形態となりました。難解な記述があふれ，見ているだけで頭が痛くなるような頭痛の専門的書籍や論文もありますが，この校閲作業により，読者に自然に伝わり，理解されやすくなったと感謝しています。

あとがき　～頭痛への旅～

また，いつもながら，私が所長を務める一般社団法人東京健康リハビリテーション総合研究所の所員，芦田由可里さん，山本久子さん，小川誠さん，棟石理実さん，アシスタントの澁谷梨穂さんには，多くの基礎的な作業を支援・協力していただき感謝します。

さらに，イタリア旅行中とそれ以降の 4 人の会食を盛り上げ，本書の制作の気運を高めてくれた丹羽夫人の麗《うらら》さんとわが妻・恵子に感謝します。

本書が，「頭痛が頭痛の種」となって悩み続けている人々の癒しの一助となれば幸いです。

2021（令和 3）年 7 月吉日

武藤芳照

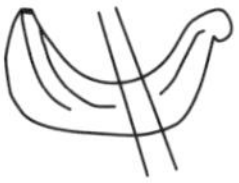

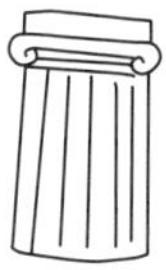

Contents

人名索引

事項索引（欧文）

事項索引（和文）

な

に

ね

の

は

ひ

ふ

へ

JCOPY 88002-913

【著者略歴】

丹羽　潔　Kiyoshi Niwa

1987年　東海大学医学部卒業
1992年　ドイツ Ludwig Maximilian University 脳神経内科（PostDoctoral Associate）
1993年　東海大学医学部脳神経内科学教室助教
1995年　平塚市民病院脳神経内科医長
1998年　米国 University of Minnesota 脳神経内科（Research Associate）
2001年　東海大学医学部脳神経内科学教室講師
2005年　にわファミリークリニック院長
東海大学医学部内科学非常勤講師
2015年　医療法人社団英麗会東京頭痛クリニック理事長

［専門］
医学博士。脳神経内科領域，特に頭痛，めまい，Restless legs 症候群など。
日本神経学会専門医・指導医，日本内科学会総合内科専門医・指導医，日本脳卒中学会専門医・評議員，日本頭痛学会専門医・指導医・代議員，日本医師会認定産業医

武藤　芳照　Yoshiteru Muto

1975年　名古屋大学医学部卒業
1980年　東京厚生年金病院整形外科医長
1981年　東京大学教育学部助教授
1993年　東京大学教育学部教授
1995年　東京大学大学院教授
2009年　東京大学大学院教育学研究科研究科長・教育学部長
2001年　東京大学理事・副学長
東京大学政策ビジョン研究センター教授
2103年　日体大総合研究所所長
2104年　日本体育大学保健医療学部教授，日本転倒予防学会理事長
2018年　東京健康リハビリテーション総合研究所所長
2020年　一般社団法人東京健康リハビリテーション総合研究所代表理事／所長

［専門］
医学博士。スポーツ医学，身体教育学など。
公益財団法人日本スポーツ協会公認スポーツドクター，日本医師会認定健康スポーツ医

© 2022　　第1版発行　2022年1月5日

頭痛外来ガイド

——エキスパート解説＆専門医も驚くトリビア
便利なセルフチェック付き——

（定価はカバーに表示してあります）

著者　丹羽　潔・武藤芳照
発行者　林　峰子
発行所　株式会社 新興医学出版社
〒113-0033　東京都文京区本郷6丁目26番8号
電話　03（3816）2853　FAX　03（3816）2895

検印省略

印刷　株式会社　藤美社　ISBN　978-4-88002-913-9　郵便振替　00120-8-191625